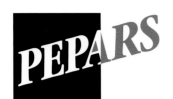

【ペパーズ】
編集企画にあたって…

様々な部位や疾患に対する治療法についての特集がなされています．今回は，逆に採取する皮弁の部位しかも鼠径部から採取できる SCIP flap（浅腸骨回旋動脈穿通枝皮弁/superficial circumflex iliac artery perforator flap）というたった1つの皮弁についてとことん知識を深めていただくことにしました．植皮のように薄い皮弁にしたり，浅枝・深枝それぞれを用いた SCIP flap の様々な挙上法や，神経・筋・骨と同時挙上法など，これを読めばどんな SCIP flap も自由自在に挙上できるようになると期待しています．

そんな中で，"SCIP flap と groin flap（鼠径皮弁）ってどう違うんですか？"と聞かれることも多いので，私なりの解釈について述べたいと思います．

皆さんが，お茶を飲みたい時に入れる入れ物は何ですか？と聞かれたらなんと答えますか？ 湯呑み？ コップ？ カップ？ 茶碗？ どれも同じものを指しているようで違うような，人それぞれで思い描くものが違う可能性があります．そしてよく考えると湯呑みは湯を飲むものなのでお茶じゃないとも言えるし，茶碗は茶とあるけれどご飯を食べる時に使うものとして認識するかもしれません．しかし多くの人がその名称をそういったものとして認識できればよいとも言えると思います．

そういった意味から厳密に言えば SCIP flap の，特に浅枝は"穿通枝"ではないかもしれませんし，深枝は穿通枝かもしれません．でも我々の多くは徐々に SCIP flap と言えば，浅枝・深枝に関わらず浅腸骨回旋動脈を栄養血管として少し長めに血管茎を剝離挙上した鼠径部の周囲にデザインした皮弁と認識しつつあります．もしかしたら将来的にはまた別の名前になっているかもしれません．でもそれはこの皮弁をこれから使う未来の人が決めることなのではないかと思います．アカデミックな言語は厳密に定義しなければならないのかもしれませんが，患者さんからはとりあえず機能的・整容的に良い結果になるように治療してもらえれば名前はなんでもよいと言われてしまうかもしれません．そしてそんな患者さんから治療後に"チョーやばい"と言われた時に，何かしでかしてしまったと思うか，すごくうまくいって感激していると受け取るか，これも受け入れる側次第です．

ぜひ本書においては，広い心でこの SCIP flap を受け入れていただき，日常の診療ですごくうまくいって患者さんに感謝されるよう，お役立ていただければ幸いです．

2019 年 5 月

成島　三長

KEY WORDS INDEX

和 文

― か 行 ―
カラードップラー　8
肝内リンパ管造影　15
キメラ皮弁　1,24

― さ 行 ―
再建　37
舌　37
術前検査　8
上肢　46
深枝　8
浅枝　8,65
浅腸骨回旋動脈　1,24
浅腸骨回旋動脈穿通枝皮弁
　　　　1,8,24,46,54,65
塞栓術　15
足背リンパ管造影　15
鼠径皮弁　37

― た 行 ―
知覚付き SCIP 皮弁　30
超音波　8
腸骨弁　1,24
超薄皮弁　46
頭頸部再建　30

― な 行 ―
内側枝　65

― は 行 ―
皮弁挙上　46,65

縫工筋皮弁　1

― や 行 ―
指　46

― ら 行 ―
リンパ管移植術　54
リンパ管間置移植術　54
リンパ管造影　15
リンパ節移植術　54
リンパ節内リンパ管造影　15
リンパ浮腫　54
肋間神経外側皮枝　30
肋間動脈穿通枝皮弁　30

欧 文

― C～E ―
chimeric flaps　1,24
color doppler imaging　8
deep branch　8
embolization　15

― F・G ―
finger　46
flap elevation　46,65
groin flap　37

― H・I ―
head and neck reconstruction
　　　　30
iliac bone flap　1,24

intercostal artery perforator flap
　　　　30
intrahepatic lymphangiography
　　　　15
intranodal lymphangiography
　　　　15

― L・M ―
lateral cutaneous branch of inter-
　costal nerve　30
lymph node transfer；LNT　54
lymphangiography　15
lymphatic vessel transfer；LVT
　　　　54
lymphedema　54
lymph-interpositional flap trans-
　fer；LIFT　54
medial branch　65

― P・R ―
pedal lymphangiography　15
preoperative checking　8
PSP flap　46
reconstruction　37

― S～U ―
sartorius muscle flap　1
SCIA flap　65
sensate SCIP flap　30
super thin flap　46
superficial branch　8
superficial circumflex iliac artery
　　　　1,24
superficial circumflex iliac artery
　perforator flap；SCIP flap
　　　　1,8,24,46,54,65
tongue　37
ultrasound　8
upper limb　46

WRITERS FILE

ライターズファイル（五十音順）

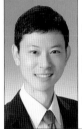
浅野　悠
（あさの　ひさし）
2014年　琉球大学卒業
　　　　国立国際医療研究センター病院臨床研修
2016年　杏林大学形成外科入局
2017年　埼玉医科大学国際医療センター形成外科，助教
2019年　東京西徳洲会病院形成外科

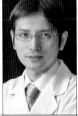
成島　三長
（なるしま　みつなが）
2001年　三重大学卒業
2002年　済生会松阪総合病院
2003年　福島県立医科大学形成外科
2004年　名古屋第一赤十字病院形成外科
2005年　東京大学医学部附属病院形成外科，医員
2006年　同，助教
2015年　同，講師
2017年　三重大学形成外科，教授

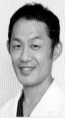
吉松　英彦
（よしまつ　ひでひこ）
2009年　東京大学卒業
　　　　同大学形成外科入局
2016年　同大学附属病院形成外科，助教
2017年　がん研有明病院形成外科

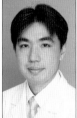
飯田　拓也
（いいだ　たくや）
1998年　東京大学卒業
　　　　同大学形成外科入局
2005年　静岡県立静岡がんセンター再建・形成外科，副医長
2007年　東京大学医学部附属病院形成外科，助教
　　　（2008年　米国ワシントン大学形成外科留学）
2012年　同，特任講師
2015年　同，講師
2017年　同，准教授

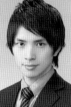
林　明辰
（はやし　あきたつ）
2010年　順天堂大学卒業
　　　　国立国際医療研究センター病院，初期臨床研修医
2012年　東京大学医学部付属病院形成外科，医員
2016年　地方独立行政法人総合病院国保旭中央病院形成外科，主任医員
2017年　Lymphedema Center, Az Sint Maarten Hospital, Belgium, 技術指導医
2019年　亀田総合病院乳腺センターリンパ外科，医長
　　　　亀田京橋クリニックリンパ浮腫外来

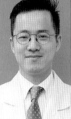
Suh, Hyun-suk（M.D., Ph.D.）
2003年　蔚山大学卒業
2008年　同大学校, Seoul 蛾山病院成形外科（Plastic surgery）卒業
2008年　National Cancer Center, Korea
2011年　蔚山大学校蛾山病院成形外科，臨床講師
2012年　同大学校，碩士
2012年　梨花女子大學校成形外科，助教授
2015年　蔚山大学校，博士
2015年　同大学校蛾山病院成形外科，助教授
　　　　Korean Society for Diabetic Foot（Director of Scientific Committee）
　　　　Board member of Korean Society of Plastic and Reconstructive Surgeons, Korean Wound Management Society, Korean Society for Microsurgery, Korean Society of Lymphedema

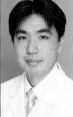
井上　政則
（いのうえ　まさのり）
1999年　慶應義塾大学卒業
　　　　同大学放射線科学教室入局
2002年　川崎市立川崎病院放射線科
2005年　慶應義塾大学放射線診断科，助教
2006年　川崎市立川崎病院内科
2007年　慶應義塾大学放射線診断科，助教
2013年　平塚市民病院放射線科，科医長
2014年　同，部長
2015年　慶應義塾大学放射線診断科，助教
2019年　同，専任講師

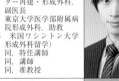
山本　匠
（やまもと　たくみ）
2007年　東京大学卒業
　　　　虎の門病院，外科レジデント
2009年　東京大学形成外科
2011年　International Society of Lymphology, Young Lymphologist Asia Officer
2014年　東京大学形成外科，副科長
2015年　東京都立墨東病院形成外科
　　　　International Society of Lymphology, Auditor
2017年　国立国際医療研究センター形成外科，診療科長
　　　　International Society of Lymphology, Faculty
2018年　国立国際医療研究センター国際リンパ浮腫センター，センター長
2019年　International Society of Lymphology, Executive Committee

CONTENTS

穿通枝皮弁をあやつる！
―SCIP flap を極める編―

編集／三重大学教授　成島　三長

SCIP flap のための解剖学……………………………………吉松英彦　**1**

浅腸骨回旋動脈は浅枝と深枝に分かれるが，特に深枝の解剖を知ることがキメラ皮弁には重要である．

SCIP flap 挙上のための術前超音波検査法………………………林　明辰　**8**

SCIP flap の安全な挙上には，その特性から術前超音波検査が有用である．本項では，カラードップラー法を用いた浅腸骨回旋動脈の走行・穿通枝の検索について詳述した．

リンパ管造影……………………………………………………井上政則　**15**

古くからある足背リンパ管造影は，近年ではリンパ節内リンパ管造影に置き換わり，比較的容易にリンパ管造影が行えるようになった．これを契機にリンパ漏に対するインターベンションも普及してきている．

SCIA 腸骨弁移植法………………………………………………吉松英彦　**24**

SCIA からの血流は，腸骨稜（iliac crest）上の骨膜を通じて腸骨に入っていく．そのため，骨膜ごと骨弁を挙上することが重要となってくる．

神経付き SCIP 皮弁―肋間神経外側皮枝を用いた知覚付き SCIP 皮弁―………飯田拓也ほか　**30**

知覚付き皮弁は皮弁の高機能化のために重要である．SCIP 皮弁には肋間神経外側皮枝を容易に含め得る．

頭頸部再建における SCIP flap…………………………………浅野　悠ほか　**37**

前外側大腿皮弁や前腕皮弁が頻用される頭頸部再建で，鼠径皮弁の有用性を見直し記述していく．

◆編集顧問／栗原邦弘　中島龍夫
　　　　　百束比古　光嶋　勲
◆編集主幹／上田晃一　大慈弥裕之　小川　令

【ぺパーズ】
PEPARS No.150/2019.6◆目次

超薄 SCIP flap による上肢再建 ·······················成島三長ほか　**46**

上肢再建の超薄皮弁を鼠径部 SCIP flap として挙上するためには，3 つの重要な要素がある．これに気を付けることで，皮弁を安全に全層植皮のように薄く挙上できる．

リンパ浮腫に対する SCIP flap 移植術—リンパ節移植術（LNT）・リンパ管移植術（LVT）
とリンパ管間置移植術（LIFT）—······················山本　匠ほか　**54**

SCIP flap はリンパ節・リンパ管を含めることが容易で，リンパ浮腫治療で重宝される．LVA 抵抗例に対してはリンパ節移植術・リンパ管移植術が，軟部組織欠損を伴うリンパ再建ではリンパ管間置移植術（lymph-interpositional flap transfer；LIFT）が有用である．

SCIA 内側枝（浅枝）による SCIP flap の最も簡単で安全な挙上法 ·········Hyunsuk Suh　**65**

内側枝（浅枝）SCIP flap を用いた安全で簡便な挙上法についてそのコツと注意点を述べる．

コラム

レシピエントとしての浅腸骨回旋動脈（SCIA）の利用（切断指）·············成島三長　**70**

浅腸骨回旋動脈は皮弁の血管茎として使用されることが多いが，鼠径部は隠れる部位でありレシピエントとしての可能性を秘めている．Ectopic implantation のレシピエント血管として使用した症例を提示し，その可能性を示す．

ライターズファイル·····························前付 3
Key words index ·······························前付 2
PEPARS　バックナンバー一覧··············80〜81
PEPARS　次号予告······························82

「PEPARS®」とは Perspective Essential Plastic Aesthetic Reconstructive Surgery の頭文字より構成される造語．

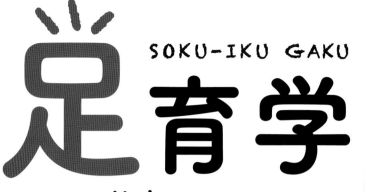

足育学 SOKU-IKU GAKU

好評

外来でみる
フットケア・フットヘルスウェア

編集：高山かおる　埼玉県済生会川口総合病院 主任部長
　　　　　　　　　　一般社団法人足育研究会 代表理事

2019年2月発行　B5判　274頁　定価（本体価格 7,000円＋税）

治療から運動による予防まで
あらゆる角度から「足」を学べる足診療の決定版！

解剖や病理、検査、治療だけでなく、日々のケアや爪の手入れ、
運動、靴の選択など知っておきたいすべての足の知識が網羅されています。
皮膚科、整形外科、血管外科・リンパ外科・再建外科などの**医師**や**看護師**、
理学療法士、**血管診療技師**、さらには**健康運動指導士**や**靴店マイスター**など、
多職種な豪華執筆陣が丁寧に解説！
初学者から専門医師まで、とことん「足」を学べる一冊です。

CONTENTS

- 序章　「あしよわ分類」を理解する
- Ⅰ章　足を解剖から考える
- Ⅱ章　足疾患の特徴を学ぶ
- Ⅲ章　検査で足を見極める
- Ⅳ章　足疾患の治療を知る
- Ⅴ章　足のケア・洗い方を指導する
- Ⅵ章　フットウェアを選ぶ
- Ⅶ章　忘れてはいけない
　　　　歩き方指導・運動
- Ⅷ章　まだまだ知っておきたい
　　　　足にまつわる知識
- 巻末　明日から使える「指導箋」

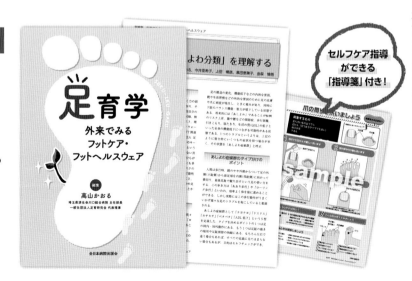

セルフケア指導ができる「指導箋」付き！

全日本病院出版会　〒113-0033　東京都文京区本郷 3-16-4　Tel：03-5689-5989
www.zenniti.com　　　　　　　　　　　　　　　　　Fax：03-5689-8030

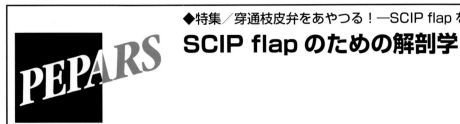

◆特集/穿通枝皮弁をあやつる！―SCIP flap を極める編―
SCIP flap のための解剖学

吉松　英彦＊

Key Words：浅腸骨回旋動脈（superficial circumflex iliac artery），浅腸骨回旋動脈穿通枝皮弁（superficial circumflex iliac artery perforator flap；SCIP flap），腸骨皮弁（iliac bone flap），縫工筋皮弁（sartorius muscle flap），キメラ皮弁（chimeric flaps）

Abstract　浅腸骨回旋動脈（superficial circumflex iliac artery；SCIA）の浅枝，深枝，および SCIA の伴走静脈，浅腸骨回旋静脈（superficial circumflex iliac vein；SCIV）をそれぞれ剥離し，血管茎を選択した後に皮弁を挙上する術式を SCIP flap と定義付ける．SCIA の深枝から分岐する，縫工筋，腸骨への枝を剥離することにより，chimeric SCIP flap として挙上できることも，SCIP flap の利点である．ここでは特に SCIA の深枝の解剖についての詳細について触れ，また実際の手術における深枝の探し方について，述べていく．解剖さえ熟知していれば，SCIP flap ほど便利で汎用性の高い皮弁はない．

はじめに

Superficial circumflex iliac artery（SCIA）perforator（SCIP）flap は 2004 年に光嶋により提唱され，鼠径皮弁の短所であった以下の 3 点を解消した．
1）血管茎が短いこと
2）皮弁が厚くなりがちであること
3）時として血行が不安定になること
である．

SCIP flap の最大の利点は，ドナーサイトに対する侵襲の低さにある．最大で，30×12 cm 程度の皮弁が挙上でき，一次縫縮できるドナーサイトは他に類を見ない．また，縫工筋を共に挙上しない限りは，筋体を犠牲にすることもないため，術後のドナーサイトの合併症の頻度も大変低い．

しかしその一方で，「鼠径皮弁となにが違うのか？」といった声が多いのも事実である．後に述べるが，筋体を貫くことが穿通枝の定義であれば，SCIP flap は穿通枝皮弁ではないと言える．また，筋膜を貫くことを穿通枝の定義とすれば，SCIP flap は立派な穿通枝皮弁であろう．そこで，筆者はいわゆる SCIP flap と鼠径皮弁の違いを次のように捉えている．
1）SCIA，および皮弁周囲の静脈を，大腿動静脈から分岐している領域で剥離し，それらを含んだ形で皮弁を一塊に挙上する術式が鼠径皮弁
2）SCIA の浅枝，深枝，および SCIA の伴走静脈，superficial circumflex iliac vein（SCIV）をそれぞれ剥離し，血管茎を選択した後に皮弁を挙上する術式が SCIP flap

SCIA の深枝から分岐する，縫工筋，腸骨への枝を剥離することにより，chimeric SCIP flap として挙上できることも，SCIP flap の利点である．

＊ Hidehiko YOSHIMATSU，〒135-8550　東京都江東区有明 3-8-31　がん研有明病院形成外科，副医長

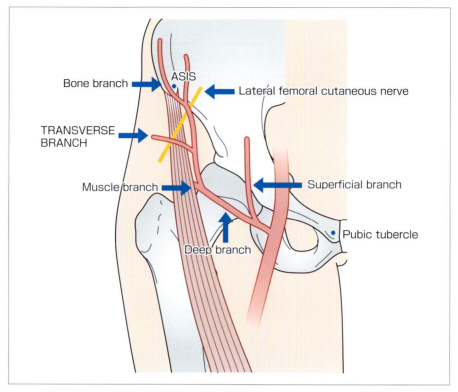

図 1. SCIP flap 挙上に必要な解剖

SCIP flap の解剖

　図 1 のように，SCIA は大腿動脈から分枝後，浅枝と深枝に分岐する．深枝はその後，縫工筋，外側大腿皮神経，腸骨への枝を出していく．筆者の臨床経験および cadaver study から，以下の 3 点が特徴として挙げられる．
1）浅枝と深枝はほぼすべての場合に存在する．
　　ただし，浅枝が低形成（径が 0.2 mm 程度）であることも時折みられる．
2）深枝は必ず存在し，縫工筋，外側大腿皮神経，腸骨を栄養する枝も必ず存在する．
3）深枝は浅枝の外側を走る．
　また，これまでの教科書，報告と異なり，深枝は縫工筋への枝は出すが，筋体内を走ることはないことが判明した．このことにより，深枝の剝離には，deep inferior epigastric artery perforator flap のような筋体内剝離を伴わないことがわかる．

縫工筋の SCIA 深枝からの血行

　図 2 のように，Anterior superior iliac spine（ASIS）から約 5 cm の位置で，SCIA 深枝から縫工筋への枝を出すことが多い．また，この 1 本からの平均的な支配領域は，cadaver study からは図 3 のように ASIS から 10 cm の筋全幅となっている．

腸骨の SCIA 深枝からの血行

　図 2 のように，腸骨への栄養枝は，ASIS から 1.3 cm ほど尾側で見つかることが多い．腸骨稜の骨膜を通じて確実に栄養される腸骨の領域は，cadaver study からは，図 4 のように 10×2 cm の腸骨全層とされる．

深枝の簡単な見つけ方

　皮弁の長さが 15 cm を超える場合，縫工筋，腸骨，外側大腿皮神経などを含む chimeric SCIP flap を挙上する場合，SCIA 深枝を見つけること

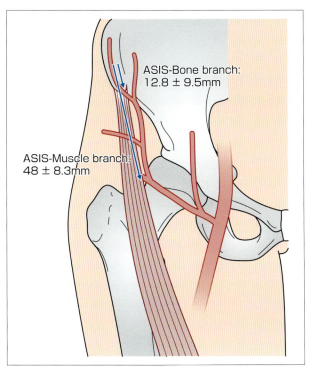

図 2. 縫工筋と腸骨の SCIA 深枝からの血行

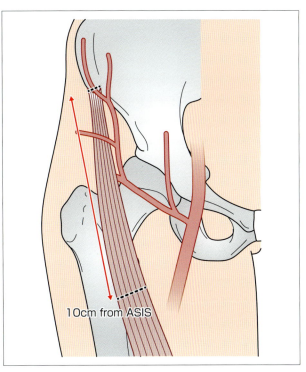

図 3. SCIA 深枝の平均的な支配領域

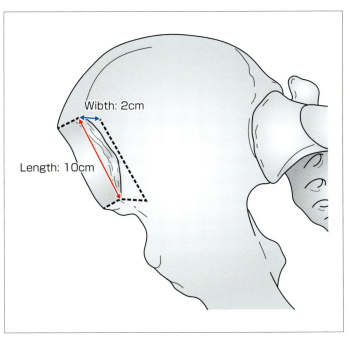

図 4. 骨膜を通じて確実に栄養される腸骨の領域

が必要となってくる．また，通常の SCIP flap であれば SCIA 浅枝で事足りるのだが，浅枝が低形成である場合，または術中に誤って焼いてしまった場合（浅枝は脂肪層の中を走っているので，特に注意が必要である），SCIA 深枝に血管茎を変更せざるを得なくなる．

深枝は縫工筋の内側を走っているので，深筋膜の縫工筋内側と思われる箇所に切開を入れ，深枝を探ることになるのだが，この作業は初心者には難しい．まず，深筋膜の下には外腹斜筋も存在しており，見分けることは困難であることがある．また，深筋膜直下を深枝が走っていることがあり，切開を入れることにより損傷してしまうこともある．

これらのことを一気に解決するために，筆者が提唱するのが「transverse branch 誘導法」である．図 1 にあるように，ASIS の数 cm 外側に，縦に切開を一気に深筋膜まで進める．そこから内側に皮弁を挙上してくと，ASIS より 4 cm ほど下方に必ず外側方向に走っている transverse branch が（ほとんどの場合）深筋膜の直下に透見される．この transverse branch の直上を開け，この小枝を内側に追っていけば 1, 2 cm 以内の剝離で SCIA 深枝本幹を見つけることができる．この際，transverse branch は誘導係として用いられるため，電気メスなどで焼灼してしまってもなんの問題もない．SCIA 深枝本幹さえ見つけられれば，皮膚への栄養枝，縫工筋，腸骨，外側大腿皮神経の栄養枝は簡単に見つけることができる．また深筋膜を一気に露出していくため，脂肪層の厚い肥満患者に対しても大変有効な方法となる．

SCIP flap の静脈について

鼠径皮弁に関する報告によると，合併症としてうっ血が多く挙げられている．また，解剖の理解が不十分な術者による SCIP flap の合併症としても，うっ血がよく見られるだろう．これらの理由としては，皮弁を挙上する際に，SCIV が含まれなかったことが考えられる．

SCIP flap をドレナージする静脈は，次の 2 つの系統に分けられる．
1）SCIV
2）SCIA の伴走静脈
1），2）は合流して大腿静脈に流れ込むこともあるが，合流せずにそれぞれ大腿静脈に流れることがあるため，注意が必要となる．皮弁のうっ血を防ぐためには，両系統の血管吻合が好ましいが，どうしても 1 本しか繋げない場合は SCIV を優先すべきだと考えている．また，SCIV の枝を予め確保しておき，その枝と SCIA の伴走静脈を吻合することもよく行われる．

さいごに

解剖さえ熟知していれば，SCIP flap ほど便利で汎用性の高い皮弁はない．初めは各血管の剝離に時間をかけてもよいので，常に細部の解剖を意識しながら挙上することが推奨される．

参考文献

1) Koshima, I., et al.：Superficial circumflex iliac artery perforator flap for reconstruction of limb defects. Plast Reconstr Surg. **113**(1)：233-240, 2004.
   Summary　初めての SCIP flap の報告．
2) Yoshimatsu, H., et al.：Reconstruction of the ankle complex wound with a fabricated superficial circumflex iliac artery chimeric flap including the sartorius muscle：a case report. Microsurgery. **37**(5)：421-425, 2017.
   Summary　初めての，SCIA を茎とした縫工筋皮弁の臨床報告．
3) Iida, T., et al.：A free vascularised iliac bone flap based on superficial circumflex iliac perforators for head and neck reconstruction. J Plast Reconstr Aesthet Surg. **66**(11)：1596-1599, 2013.
   Summary　初めての，SCIA を茎とした腸骨弁の臨床報告．
4) Yoshimatsu, H., et al.：Superficial Circumflex Iliac Artery-Based Iliac Bone Flap Transfer for Reconstruction of Bony Defects. J Reconstr Microsurg. **34**(9)：719-728, 2018.
   Summary　SCIA を茎とした腸骨弁の初のケース

シリーズおよび腓骨弁との比較.

5) Yoshimatsu, H., et al.：Proximal-to-distally elevated superficial circumflex iliac artery perforator flap enabling hybrid reconstruction. Plast Reconstr Surg. **138**(4)：910-922, 2016.
Summary　SCIP の挙上に関する Proximal-to-distal 挙上を述べた論文.

6) Yoshimatsu, H., et al.：Superficial Circumflex Iliac Artery Perforator Flap：An Anatomical Study of the Correlation of the Superficial and the Deep Branches of the Artery and Evaluation of Perfusion from the Deep Branch to the Sartorius Muscle and the Iliac Bone. Plast Reconstr Surg. **143**(2)：589-602, 2019.
Summary　SCIA の深枝に焦点をあて, cadaver において縫工筋, 腸骨への血流支配領域を, ICG を用いて確認した論文. またそれぞれの anatomical landmark の詳細な位置についても解析している.

グラフィック リンパ浮腫診断 【新刊】
―医療・看護の現場で役立つケーススタディ―

著者　前川二郎（横浜市立大学形成外科　主任教授）

リンパ浮腫治療の第一人者、前川二郎の長年の経験から、厳選された41症例の診断・治療の過程をSPECT-CTリンパシンチグラフィをはじめとする豊富な写真で辿りました。併せて患者さんの職業や既往など、診断や治療において気を付けなければならないポイントを掲載！
是非お手に取りください！

2019年4月発売　オールカラー　B5判　144頁　定価（本体価格6,800円＋税）

主な目次

Ⅰ　リンパ浮腫の診断
Ⅱ　リンパ浮腫の治療
Ⅲ　リンパ浮腫のケーススタディ

下肢、下腹部、陰部
続発性／婦人科がん（軽症例/中等症例/重症例/抗菌薬の長期投与例など11例）
続発性／直腸がん（1例）
続発性／前立腺がん（1例）
続発性／皮膚悪性腫瘍（象皮例など2例）
原発性／先天性（2例）
原発性／早発性（2例）
原発性／遅発性（中等症4例）

上肢
続発性／乳がん（中等症例/重症例/神経障害例/抗がん剤影響例など5例）
原発性／先天性（1例）
原発性／早発性（1例）
原発性／遅発性（中等症/アトピー性皮膚炎合併例など2例）

その他の浮腫・リンパ浮腫
続発性／特殊部位（上眼瞼）
混合型脈管形態異常（クリッペル・トレノニー・ウェーバー症候群など）
脂肪吸引経験例
トンプソン手術例
内分泌疾患による浮腫（バセドウ病）
静脈性浮腫
脂肪浮腫

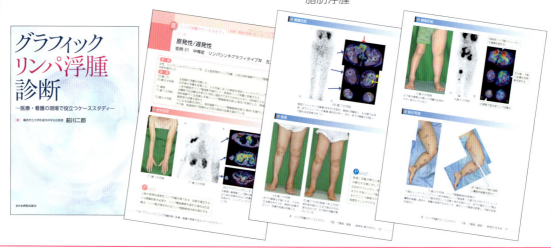

全日本病院出版会
〒113-0033　東京都文京区本郷3-16-4　Tel:03-5689-5989
www.zenniti.com　Fax:03-5689-8030

PEPARS 好評バックナンバー

Step up！マイクロサージャリー
―血管・リンパ管吻合，神経縫合応用編―

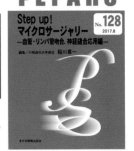

No.**128** 2017年8月号　編集／川崎医科大学形成外科教授　稲川喜一

超一流のマイクロサージャンを目指すために！

目次
血管吻合法の工夫―成功の秘訣―／手術器械・材料へのこだわり／切断指再接着における血管吻合のコツ―両端針付きナイロン縫合糸を用いた Untied Stay Suture 法―／頭頸部再建における血管吻合のコツ／乳房再建における血管吻合のコツ／四肢再建における血管吻合のコツ／リンパ管静脈吻合術(LVA)の超一流を目指す―10,000時間の法則―／血管柄付きリンパ節移植：スーパーマイクロサージャリーを用いた輸出リンパ管吻合付加選択的リンパ節移植／各種の神経縫合とその応用／神経再生誘導チューブを用いた神経再建術

定価（本体価格 3,000 円＋税）

How to 局所麻酔＆伝達麻酔

No.**127** 2017年7月号　編集／東京医科歯科大学形成外科教授　岡崎　睦

麻酔をいかに行うか。How to が満載の明日から役立つ1冊！

目次
局所麻酔薬の種類と特徴／上下眼瞼手術の局所麻酔のコツ／顔面美容外科における局所麻酔のコツ―限りなく無痛に近い外来顔面美容外科における局所麻酔―／体幹・四肢脂肪吸引における局所麻酔のコツ／手外科における伝達麻酔のコツ／伝達麻酔下に下肢切断術を行う伝達麻酔／局所麻酔下スーパーマイクロサージャリー，遊離皮弁移植術の局所麻酔のコツ／レーザー治療の表面麻酔・局所麻酔のコツ／小児の局所麻酔と処置

定価（本体価格 3,000 円＋税）

再建外科で初心者がマスターすべき10皮弁

No.**118** 2016年10月号　編集／筑波大学形成外科教授　関堂　充

目次
大胸筋皮弁／前腕皮弁／広背筋皮弁／肩甲骨，肩甲皮弁／前外側大腿皮弁の挙上―解剖と挙上時の注意―／鼠径皮弁の基礎と応用／腓骨皮弁―皮弁挙上の注意と皮弁バリエーション―／腹直筋皮弁／大臀筋皮弁・大臀筋穿通枝皮弁／内側足底皮弁の基本とその応用

定価（本体価格 3,000 円＋税）

（株）全日本病院出版会
〒113-0033　東京都文京区本郷 3-16-4
TEL：03-5689-5989　FAX：03-5689-8030
Homepage：www.zenniti.com

全日本病院出版会 公式 twitter 始めました！最新情報をチェック⇨@zenniti_info

◆特集/穿通枝皮弁をあやつる！—SCIP flap を極める編—

SCIP flap 挙上のための術前超音波検査法

林　明辰*

Key Words：超音波(ultrasound)，術前検査(preoperative checking)，カラードップラー(color doppler imaging)，浅腸骨回旋動脈穿通枝皮弁(superficial circumflex iliac artery perforator flap；SCIP flap)，浅枝(superficial branch)，深枝(deep branch)

Abstract　SCIP flap は他の穿通枝皮弁と比較し，より表層で挙上することが多くまた解剖学的に血管走行のバリエーションが豊富であることから，皮弁の安全な挙上には術前の超音波検査が有用である．また超音波のカラードップラー法，Bモード法などを併用することで，周囲組織との位置関係，血管走行・血管径などの形態的情報，さらには血流などの機能的情報も得ることができるため，SCIP flap における超薄型皮弁やリンパ節・腸骨・縫工筋などを含んだキメラ型皮弁の正確な挙上が容易になる．

はじめに

穿通枝皮弁の安全な挙上には，穿通枝の存在と位置および分布を正確にマーキングする術前の"Perforator-Mapping"が必須である．皮膚穿通枝は通常，深筋膜を穿通した後，徐々に血管系を減じながら皮下脂肪層を通過し，真皮面に達する．つまり，細い穿通枝が同定できれば，より薄い穿通枝皮弁を挙上できる可能性が高くなる．

穿通枝を外から肉眼的に観察しマーキングすることはほぼ不可能であるため，Perforator-Mapping には画像検査を用いる必要がある．近年，マイクロサージャリーやスーパーマイクロサージャリーの発展に伴い，穿通枝などの細い血管を観察する様々な画像手法が開発されてきた．術者は，数ある種類の画像手法の中から，身体のどの部位を観察するか，術前や術中などのタイミングで観察したいかなどで使い分けられるようになることが重要である．

SCIP flap は他の穿通枝皮弁と比較し，より表層で挙上することが多くまた解剖学的に血管走行のバリエーションが豊富であることから，術前の超音波検査が有用であると考える．本稿では，SCIP flap を安全に正確に挙上するための，超音波検査を用いた穿通枝・血管の走行の術前評価について述べる．

穿通枝皮弁の術前検査

近年，CT や MRI の技術が格段に進歩し，それらは穿通枝皮弁の術前検査に大いに貢献してきた．なかでも，より空間解像度の高い MDCT（多列検出器コンピューター断層撮影）の出現により，細径の穿通枝を検出することが可能になった[1]．さらにコンピューターグラフィックで構築した 3DCTA によって，より明確な Perforator-Mapping が可能になった[2]．これを用いることで，血管のみならず周囲の組織との空間的位置関係も把握できる．しかしその一方で真皮周辺の細径の末梢血管や chock 血管レベルの描出までは困難であ

---

* Akitatsu HAYASHI，〒296-8602　鴨川市東町929番地　亀田総合病院乳腺科，医長/リンパ浮腫外来リンパ浮腫・再建担当

る．また，問題点として，3DCTA 構築には，CT
データ上で微細な皮膚血管を綿密に識別する作業
を要し，X 線造影像の解析と同様に多大な時間と
労力を要することが多い．さらに，皮下脂肪の薄
い SCIP 領域や大腿外側などでは，皮下脂肪の厚
い腹部や側腹部と違い三次元像の構築は困難であ
り，組織の厚みという点に限界がある．

　一方で，超音波診断装置による Perforator-
Mapping は，1990 年代より一般的に使用されるよ
うになった[3)4)]．現在では，B モード断層法，パル
スドップラー法およびカラードップラー法が選択
できる機種が主流となり，近年では 3D/4D アプ
リケーションも装備される機種も増えている．穿
通枝の同定にあたっては，カラードップラー法で
穿通枝が分岐する主幹動脈を同定し，さらに穿通
枝が分岐する部位を同定しながら，皮下に分布す
る穿通枝の部位を mapping する．この際，カラー
ドップラー法のみならず，B モード法とパルス
ドップラー法を併用することで，血管走行，血管
径などの形態的情報の他に，血流の波形や流速な
どの機能的情報も得ることができる．超音波診断
装置の欠点としては，エコー検査に精通している
必要があり，また皮弁の血管解剖にも精通してい
る必要があるという点が挙げられる．

SCIP flap 挙上における
超音波を用いた術前検査法

　SCIP flap 挙上における術前画像検査としては，
超音波カラードップラー法が最も有用であると考
える．その理由として，サウンドドップラーや
MDCT などでは，次項で述べるような SCIP 特有
の複雑な穿通枝の枝分かれなどの変異を確認する
ことは困難であることが挙げられる．超音波カ
ラードップラーは，近年技術が日進月歩で進んで
おり，0.1 mm という細い血管まで確認が可能に
なってきている．時間をかけて，超音波を用い術
者自身が自分で確認することで，SCIA および次
項で述べるその周囲血管との位置関係，血管径な
ど，皮弁の最適な血管を決定し，安心して術者が

皮弁を挙上することができる．

　超音波を用いた Perforator-Mapping において
は，体表近くの血管を同定する必要性から，プ
ローブは体表用のリニア型で 10〜20 MHz のもの
がよい．穿通枝検索時には，穿通枝が押しつぶさ
れて collapse しないように圧をかけないことが基
本である．

　カラードップラー検査は，筆者は，術前のプラ
ンニングのために手術前日までに 1 回行い，手術
当日の麻酔後に体位をとってから手術直前に再度
行い，穿通枝の局在・走行方向を確認するように
している．その上でどの穿通枝を含めるのか最終
確認を行い，皮弁の大きさ・厚さのデザインを行
い手術のプランも再確認している．実際の検査
は，主に短軸方向（横断面）で行い，穿通枝の走行
方向の確認が必要な際には，長軸方向（縦断面）の
検査を追加するようにしている．

解剖学的知識と
超音波検査において見るべきポイント

　鼠径部とその周辺の領域には，Superficial cir-
cumflex iliac artery（SCIA：浅腸骨回旋動脈）を中
心とし，その内側には Superficial inferior epigas-
tric artery（SIEA：浅下腹壁動脈），その深部には
Deep circumflex iliac artery（DCIA：深腸骨回旋
動脈），その外側上方には Lateral intercostal
artery perforator（LICAP：外側肋間動脈穿通枝）
およびその外側下方には外側大腿回旋動脈（Lat-
eral circumflex femoral artery：LCFA）が存在
し，これらが相補的に鼠径部の血行を担ってい
る．特に，SCIA，SIEA，DCIA の血管系同士は
相補的な関係にあり，一方が過形成であった場合
には他方が退形成な傾向にある．そのため，目的
とする血管茎が見つからない場合や極端に細い場
合は，その近部の血管茎に変更し皮弁を挙上する
ことが可能である．ゆえに，下記のように，SCIP
flap 挙上における超音波検査は，皮弁近位側から
遠位側に向かって行うのが妥当であると考える．

　SCIA と SIEA は大多数の症例において，大腿動

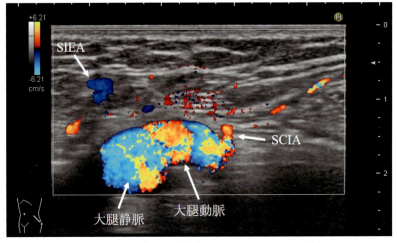

図 1. 大腿動脈から分岐する SCIA と SIEA の同定

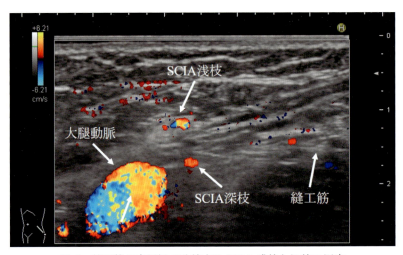

図 2. 縫工筋の内側縁で分岐する SCIA 浅枝と深枝の同定

脈からそれぞれ別々に分岐する(図1). SCIA flap は, SCIA を血管茎とする穿通枝皮弁であり, SCIA は通常, 鼠径靱帯と大腿動脈の交点より約1.5〜2 cm 尾側より, 大腿動脈から分岐する. SCIA は鼠径靱帯に沿って腸骨靱帯の上を走行し, 縫工筋の内側縁で浅枝と深枝の2本に分岐する(図2). ここで最も重要なポイントは, ① 大腿動脈より SCIA 分岐後に浅枝・深枝の2本に分かれる, ② 浅枝・深枝それぞれが大腿動脈から分岐する2パターンがあるということである. 超音波ドップラーを用い, SCIA の浅枝と深枝が共通血管から分岐するかどうかを確認できるだけでも, 大きな皮弁を挙上する上では重要な情報となる. なお, 深枝と浅枝が別々に分岐している場合でも, 途中細い血管で交通があることもあり, この場合超音波カラードップラーでないと描出できないことも多い.

浅枝・深枝について細かく見てみると, 浅枝は, 筋体を貫かず大腿動脈基部から数 cm 尾側から分岐後1 cm ほどですぐに脂肪の中層である浅筋膜層まで立ち上がり, そこから鼠径靱帯に平行に上前腸骨棘方向へ走行する. 途中, この浅枝に沿って豊富な鼠径部表在リンパ節が存在し, 浅枝は数本の枝を出しながら(図3), その後, 上前腸骨棘の内側あるいは外側をまわり腸骨稜の頭側に向かい, LICAP と交通枝を出し終わる.

これに対し, 深枝は, 大腿動脈から分岐後, 縫工筋の表層で縫工筋の筋膜下を鼠径靱帯に沿って上前腸骨棘に向かって走行する(図4, 図5). 上前

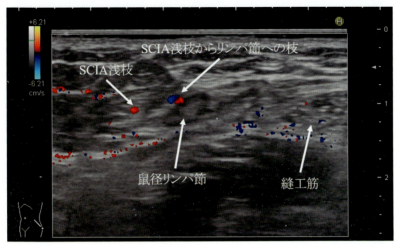

図 3. 浅筋膜下における SCIA 浅枝と浅枝から栄養される鼠径部表在リンパ節の同定

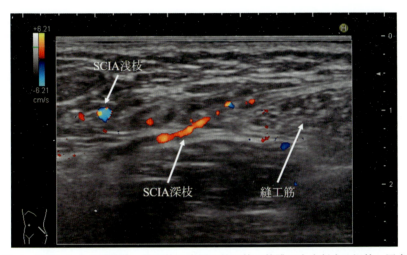

図 4. SCIA からの分岐後，縫工筋の表層で縫工筋の筋膜下を走行する深枝の同定

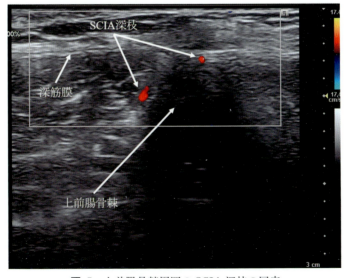

図 5. 上前腸骨棘周囲の SCIA 深枝の同定

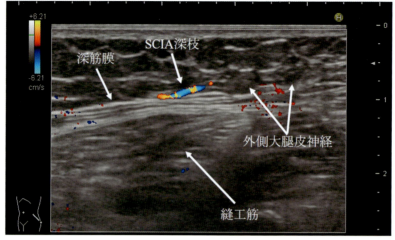

図 6. 縫工筋の筋膜を貫いた後，筋膜上を上外側に進み外側大腿皮神経と交差する SCIA 深枝の同定

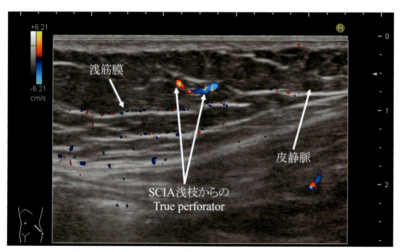

図 7. 浅筋膜上における SCIA 浅枝からの True perforator とその周囲の皮静脈の同定

腸骨棘外側で縫工筋の筋膜を貫いた後，筋膜上を上外側に進む．途中，外側大腿皮神経と交差し，外側大腿皮神経を栄養する枝を出す(図 6)．深枝は，縫工筋の外側縁で深筋膜を貫くことから，「筋体を貫く血管」という穿通枝の本来の定義に該当する．この深筋膜を貫く部分で，数本の枝を出すが，これらは外側に向かうもの，頭尾側に向かうもの，さらには直接皮膚へ向かうものなどいくつかのバリエーションがあることを頭に入れておきたい．

最後に，SCIP flap は浅筋膜層で挙上する Thin flap(薄型皮弁)や Super Thin flap(超薄型皮弁)として挙上可能である[5]．この際，超音波を用い，皮膚に直接向かう最終分岐である True perforator をできる限り確認することや浅腸骨回旋静脈を含めることが重要になる(図 7)．特に，浅腸骨回旋静脈は浅腸骨回旋動脈の伴走静脈とは別に存在する 1〜2 mm ほどの血管径の皮静脈である．この皮静脈を含めて薄い SCIP flap を挙上すると，静脈うっ血の心配を軽減させることができる．

症　例：44 歳，女性．化学熱傷Ⅲ度(図 8-a)
勤務中にアルカリ系洗浄剤を足関節部〜足背に

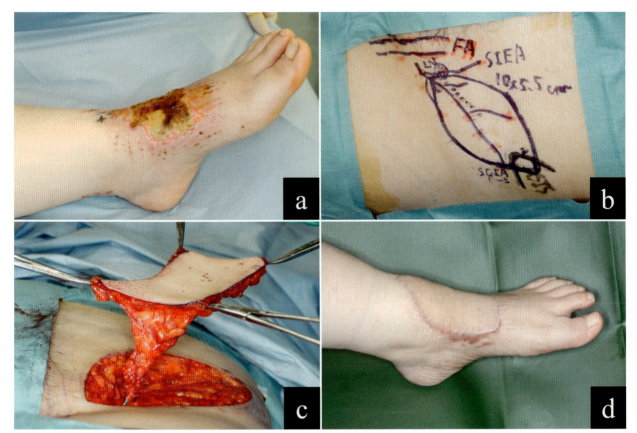

図 8. 44 歳, 女性. 化学熱傷Ⅲ度
a：術前
b：術前超音波による血管走行・穿通枝のマーキング, 皮弁デザイン
c：SCIA 浅枝・浅枝から立ち上がる穿通枝を血管茎とする, リンパ節を含む SCIP flap を挙上
d：術後 1 年 6 か月

かけて溢し受傷. 足関節部の拘縮を強く認め, 皮膚の白色化, 知覚の消失を認めたことから化学熱傷Ⅲ度の診断となり, リンパ節を含めた SCIP flap 移植を計画した.

術前エコーにて, SCIA 浅枝の走行, SCIA 浅枝から栄養される鼠径部表在リンパ節, SCIA からの穿通枝, SIEA・上前腸骨棘の位置をマーキングした(図 8-b). SCIA 浅枝・浅枝から立ち上がる穿通枝を血管茎とした, リンパ節を含む 10×5.5 cm の SCIP flap を挙上し(図 8-c), 熱傷による潰瘍・瘢痕切除後の組織欠損部に移植した. 術後経過は良好で, 合併症は起こらなかった. 皮弁は完全に生着し, 柔らかく, 術後 1 年 6 か月で疼痛や足関節の瘢痕拘縮は認めない(図 8-d).

最後に

SCIP flap はドナーサイトの犠牲が少なく, 扱いやすく, 利用価値が非常に高い皮弁である. その一方で, 血管にバリエーションがあり, 栄養血管の径が細いため, 苦手意識を持つ人がまだまだ多いのも事実である. 是非, この稿をご一読頂いた後, 術者自らが超音波を手に取り, SCIP flap の安全な挙上に挑戦して頂き, この flap を workhorse flap の 1 つとして頂ければ幸いである.

参考文献

1) Rozen, W. M., et al.：The accuracy of computed tomographic angiography for mapping the per-

forators of the deep inferior epigastric artery：a blinded, prospective cohort study. Plast Reconstr Surg. **122**(4)：1003-1009, 2008.

2）三鍋俊春編著：形成外科における MDCT の応用. PEPARS. **73**：2013.

3）Merritt, C. R.：Doppler color flow imaging. J Clin Ultrasound. **15**(3)：591-597, 1987.

4）Hutchinson, D. T.：Color duplex imaging. Applications to upper extremity and microvascular surgery. Hand Clin. **9**(1)：47-57, 1993.

5）Narushima, M., et al.：Supermicrosurgical reconstruction for congenital aural atresia using pure skin perforator flap： concept and long-term results. Plast Reconstr Surg. **131**(6)：1359-1366, 2013.

◆特集/穿通枝皮弁をあやつる！―SCIP flap を極める編―

リンパ管造影

井上　政則*

Key Words：リンパ管造影(lymphangiography)，足背リンパ管造影(pedal lymphangiography)，リンパ節内リンパ管造影(intranodal lymphangiography)，肝内リンパ管造影(intrahepatic lymphangiography)，塞栓術(embolization)

Abstract　リンパ系システムは免疫制御，代謝物の輸送，水分バランスの調整において重要な役割を担い，体液循環において組織からの液体をリンパ静脈吻合を介して静脈系に輸送している．数世紀にわたりこのような重要性は認識されてきたが，非侵襲的なリンパ系画像診断がなかったため，リンパ系の病態生理は十分に理解されてこなかった．同様にリンパ漏を中心とするリンパ系疾患に対する治療は，画像ガイドの治療として臨床に用いる画像技術がなかったため，制限されてきた．しかし近年，MRI の技術革新により，中枢リンパ系システムを高分解能，高精細に描出可能となった．さらに本邦では保険適用がないが，海外ではガドリニウムを用いたダイナミック MR lymphangiography も報告されている．
　また一方で，近年インターベンションを行う際の画像ガイドとしての画期的なリンパ節内リンパ管造影が本邦でも広く認知され普及してきた．これは古典的な足背リンパ管造影を置き換える重要な技術革新であり，これらの報告を契機にリンパ系インターベンションも急速に放射線科医を中心に認知されてきた．本稿では，古典的な足背リンパ管造影に加えて，リンパ節内リンパ管造影，肝内リンパ管造影を概説し，リンパ漏の治療への応用についても言及する．

はじめに

　リンパ管造影の歴史は，Kinmonth らが，1952年に足背リンパ管に直接造影剤を注入し，撮影を行ったことを報告したことで幕を開けた[1]．その後，悪性腫瘍のリンパ節転移や悪性リンパ腫の診断のためにリンパ管造影は行われてきたが，CTやMRIなどの画像診断の発達により，リンパ管造影が診断のために行われることはなくなった．その後は術後の乳び胸水の診断，治療目的に施行されてはいたが，その頻度は減少し，行われる施設も限定された[2,3]．これは足背リンパ管造影(pedal lymphangiography；PL)が技術的に難しく，時間のかかる手技であったことも原因であると考えられる．この状況が変わる大きな契機となったのは2011～12年に，超音波ガイドに鼠径部から行うリンパ節内リンパ管造影(intranodal lymphangiography；IL)と難治性乳び胸水に対する胸管塞栓術の論文が発表されたことである[4,5]．これらの手技，成績の国際学会での発表も後押しをして，本邦ではこれから遅れること数年して同様の手技を用いた IL やリンパ系インターベンションが盛んに行われるようになった[6,7]．超音波ガイドの鼠径部リンパ節からのリンパ管造影である IL は画期的な方法として本邦でも急速に普及したが，実際には 1967 年に Hall らがリンパ節の直接穿刺によるリンパ管造影を報告していたのは驚くべき事実である[8]．
　この論文ではカットダウンもしくは腫大したリンパ節は画像ガイドなしに直接穿刺されている．これらの技術を応用して，肝内リンパ管造影や鼠

---

* Masanori INOUE, 〒160-8582　東京都新宿区信濃町 35　慶應義塾大学医学部放射線診断科，専任講師

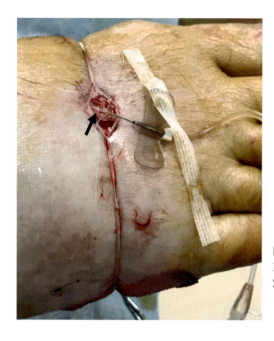

図 1.
PL
29 G の翼状針にて，リンパ管（矢印）を穿刺している．

径部以外のリンパ節からのリンパ管造影も報告されている[9]．

現在は純粋に診断的な意味合いのリンパ管造影が行われることは少なく，治療時のガイド，今後のリンパ系インターベンションによる治療を見据えて，あるいはリンパ管造影による治療的意味を含めた目的で行われることがほとんどである[10]．本稿では基本的なリンパ管造影の手法，一般的ではないが知っておくと便利なリンパ管造影，リンパ系インターベンションについて概説を行う．

Pedal lymphangiography（PL）

簡便に施行可能である IL が普及してからは PL が敢えて施行される頻度は少ないが，鼠径部にリンパ節が同定できない場合，下肢のリンパ漏の診断，治療の際には必要となる．このため，この手技を知っておくことは重要である．

1．手 技
A．体 位

足背から造影を行うため，通常とは頭尾を逆にして血管造影の寝台に仰臥位になってもらい手技を行う．両側の足背部からリンパ管造影を行うので，手技を行いやすいよう両足首以遠は寝台から出るようにする．非常に繊細な手技であり，患者さんには手技中に動かないようにリラックスした体位でいるように声がけする．両足部を消毒し，清潔野を確保する．細いリンパ管を損傷しないように慎重に露出し，周囲結合織と分離しなければならない．切開用器具も小さな鑷子（有鉤，無鉤），モスキートを準備する．

B．リンパ管穿刺

第 1 趾と第 2 趾の間の足背部に 1 cm 程度の縦切開を入れ，両側に糸をかけて，開創する．慎重に透明の微細なリンパ管を同定し，周囲組織から慎重に剝離する（図 1）．この際，リンパ管と周囲の結合織をできるだけ取り除くことが重要である．リンパ管の同定が難しい場合は，第 1 趾と第 2 趾，第 2 趾と第 3 趾の間に，1％リドカインとインジゴカルミンを 1：1 で混和したものを，ツベルクリン針でそれぞれ 0.5 ml ずつ皮下に注射し，マッサージを行うことで皮下のリンパ管がインジゴカルミンにより青く染まり，目視できるようになる．これを目安に切開を入れるのも簡便な方法である．遊離したリンパ管の下に 4-0 絹糸を通す．穿刺はリンパ管穿刺用の 29〜30 G 翼状針を用いる．生理食塩水で満たした 1 ml シリンジを接続し，延長チューブ内から針を生理食塩水で満たす．慎重にリンパ管を穿刺し，針先がリンパ管へ挿入できた段階で，わずかに生理食塩水を注入してリンパ管を拡張させ，さらに針を挿入する．そ

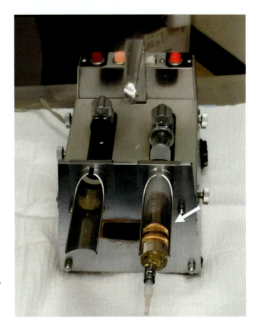

図 2.
リンパ管造影用シリンジポンプ
ガラスシリンジ(矢印)を装填し,
リピオドールを充填している.

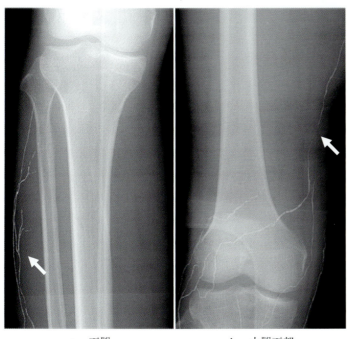

a．下腿　　　　　　　b．大腿下部
図 3．下肢リンパ管造影
下腿から大腿部に表在リンパ管(矢印)が描出されている.

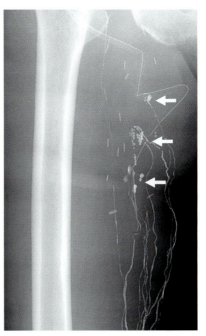

図 4．下肢リンパ管造影(大腿上部)
浅大腿静脈をグラフトのために採取
後．リンパ管造影にてリンパ漏(矢
印)が描出されている.

の後あらかじめ通しておいた 4-0 絹糸にて針を固定する．針先が動かないよう慎重にウイングをステリテープで皮膚に固定する．

C．リピオドール注入

リンパ管造影用シリンジポンプを用いて，注入を行う．1990 年頃までは多くの病院で使用されていたが，すでに販売は終了しており，当院でも現在使用しているものが最後である(図 2)．適宜透視で確認を行い，リンパ管内にリピオドールが約 1 ml 程度注入された時点で経時的に撮影を行う(図 3)．大腿部のリンパ漏の診断と治療では，PL が必要になる(図 4)．

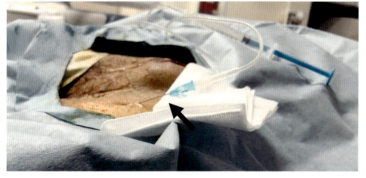

図 5.
リンパ節穿刺
23 G カテラン針(矢印)にて，水平方向にリンパ節を穿刺している．

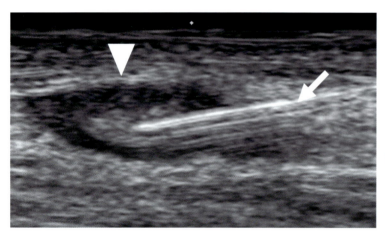

図 6.
リンパ管穿刺：超音波像
穿刺針(矢印)がリンパ節(矢頭)に挿入されている．

Intranodal lymphangiography；IL

　PL は手技に熟練しないと成功することが困難である．リンパ管穿刺自体にも時間がかかり，さらに下肢をリピオドールが上行するにも時間がかかる．これに対して IL は超音波ガイドの穿刺に慣れていれば比較的容易に施行可能である．また鼠径部から始まり，下肢をリピオドールが上行する必要がないため，手技時間も短縮できる．リンパ節穿刺ができれば，どの部位からでもリンパ管造影は可能である．

A．体　位

　仰臥位で手技を開始する．鼠径部の剃毛を行った後，消毒を行う．撮影時に寝台を移動する必要があり，血管造影用のドレープを使用する．リンパ節の描出は表在用のリニア型高周波プローブ(8～10 MHz)を用いるのがよい．術前に鼠径部の CT が撮影されているのであれば，リンパ節の部位を確認しておくことで，小さなリンパ節も容易に同定が可能である．通常，大腿骨頭の下縁より尾側にリンパ節が存在するので，通常の血管造影の穿刺部位より尾側になる．穿刺には我々は 23 G カテラン針を使用している．これに短い 50 cm のトップエクステンションチューブを接続する．延長チューブの種類は問わないが，リピオドールによって溶出されるフタル酸エステルを含まないものを用いる．延長チューブにロック付き 1 cc シリンジを接続し，シリンジから穿刺針まで全長をリピオドールにて満たしておく．

B．リンパ節穿刺

　我々は通常局所麻酔は行っていない．これは局所麻酔によって小さなリンパ節が見にくくなるのを防ぐためである．しかし 1 回の穿刺で施行する自信がない時は穿刺の際に痛みにより体動が出ないように局所麻酔をすることが推奨される．麻酔の際に空気が皮下に入らないように十分注意する．

　その後リンパ節のスキャンを行い，可能であればソラマメ型をしたリンパ節の長軸方向に穿刺を行う(図 5)．穿刺は水平に近い角度で行う方が，穿刺後に針が安定する．ニードルガイドは使用せずフリーハンドで針を進める．この際，皮下で針の方向を無理に変更すると，針にテンションがか

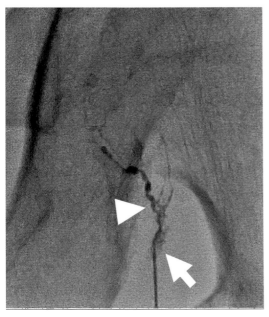

図7. IL
淡い結節状のリンパ節(矢印)が造影され，その後リンパ管が描出される(矢頭)．

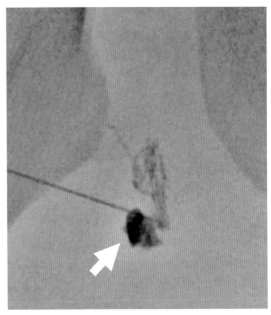

図8. IL
斑状の濃い陰影(矢印)はリピオドールの漏れである．

かる．このためリンパ節を穿刺できても，針から手を離すと針がリンパ節から逸脱してしまう．このため，可能な限り針の方向を皮下で変更しないことが肝要である．もし方向が合わない時は，針を引き抜いて，再度穿刺を行う方が成功する可能性が高い．超音波の穿刺は，他の穿刺と同様で，刺入した針の全長が超音波検査で描出されるように注意しながら，針をリンパ節まで進める．リンパ節に針先が到達し，さらに進めるとリンパ節は針に押されて容易に移動する．この際針を押しすぎると針がリンパ節を貫通するリスクがあるため，慎重に，ゆっくりと針でリンパ節を押して，針先を挿入する(図6)．針先が皮質と髄質の境界に位置するように穿刺を行うとされているが，中心部でも問題なくリンパ管が造影されることが多い．

C．リピオドール注入

穿刺が成功していると，穿刺後に透視で確認するとすでにリンパ節とリンパ管が描出されていることもある．透視で描出されていない場合は，用手で緩徐にリピオドールを注入する．まず淡い結節状のリンパ節が描出され，その後流出リンパ管が描出されてくる(図7)．時に直接リンパ管が描出されることもある．穿刺が不成功の時は，リピオドールの漏れが分葉状の濃い陰影として描出される．この陰影はリンパ節の淡い陰影と比較して明らかに濃度が濃いため(図8)，容易に鑑別が可能である．漏れと判断した際はすぐに注入をとめて，再度穿刺を行う．リピオドールの注入速度は過去の論文からは1 ml/数分程度との報告が見られる[10]．注入が早すぎると容易に穿刺部からリピオドールが漏れ始める．いったん漏れると，継続して漏れるため，再穿刺が必要となることがある．このため，忍耐強く緩徐に注入を行うことが最も重要である．また，注入始めは比較的早めの注入でも容易にリピオドールは注入できるが，リンパ管がリピオドールにて満たされ始めると，注入時にプランジャーに圧を感じるようになる．そのまま強くプランジャーを押すとリピオドールが漏れる可能性が高いため，より低圧で緩徐に注入をするように注意する．下腿のマッサージを行うことで，より早くリピオドールが上行する．

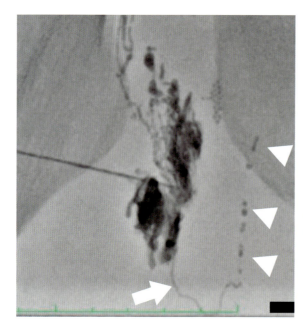

図 9.
IL
リンパ節から静脈（矢印）が描出されている．静脈は流れが速く，リピオドールが結節状（矢頭）に描出される．

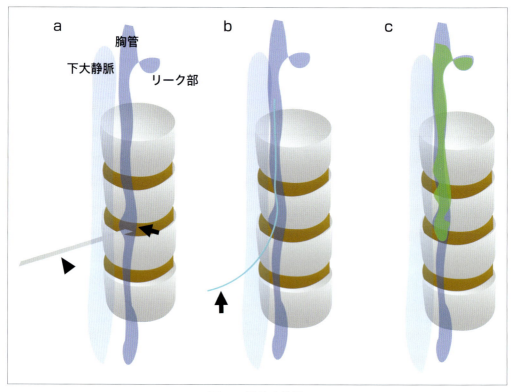

図 10．胸管塞栓術
a：胸管穿刺．リンパ管造影で描出された乳び槽（矢印）を経腹的に 21 G の PTBD 針（矢頭）にて穿刺をする．
b：マイクロカテーテル挿入．PTBD 針からガイドワイヤーを胸管に挿入して，PTBD 針を抜き，ガイドワイヤー越しにマイクロカテーテル（矢印）を胸管に挿入する．
c：塞栓．リーク部から乳び槽までを NBCA（緑色）を用いて全長の塞栓を行う．

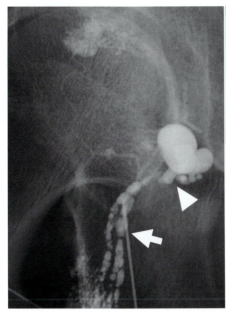
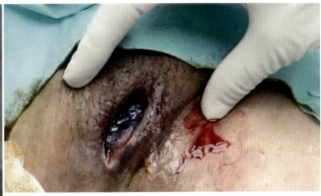

図 11. 鼠径部リンパ漏の塞栓術
a：NBCA 注入．リンパ管造影で，太いリンパ管が鼠径部からのリーク（矢頭）に関与している．そのリンパ管を透視下に 23 G カテラン針にて穿刺して（矢印）NBCA を注入した．
b：傷口．傷口から NBCA（紫色）が漏れている．

　注入時は，穿刺部での漏れや針の逸脱を確認する必要があるが，連続透視で穿刺部を確認すると被曝が増加するため，間歇的に透視で観察するので十分である．

　しばしばリンパ節内でのリンパ管静脈吻合によりリピオドールが静脈に流出することがある（図9）．静脈への流出が優位な場合は，針の位置を微調整するか，再穿刺（同じリンパ節，あるいは他のリンパ節）を行う必要が時にある．リピオドールの注入は両側で 20 ml 以下とする．呼吸機能が低下している場合や小児では減量する．通常，小児では 0.1～0.17 ml/kg までとの報告がある[12]．腰部のリンパ管では，リピオドールが進む速度は遅いが，一旦，乳び槽が描出されると胸管から静脈へ排出されるまでの進む速度は速い．このため，リンパ管造影を行いながら適宜，乳び槽から胸管描出されていないか確認を行う．乳び胸水症例で，引き続き胸管塞栓術（図 10）を行う際には，リピオドールの注入を継続し，穿刺時に乳び槽が描出され続けるようにする．明らかに胸腔にリピオドールが漏れている際は，使用するリピオドールの量は静脈に還流するわけではないので，それ程気にしなくてもよい．鼠径部や骨盤内のリンパ漏の場合は，リンパ漏が描出されたら直ちに塞栓などの治療に移行し，リンパ節，あるいは描出されたリンパ管を穿刺して NBCA を注入する（図 11）．胸管塞栓術はすでに 1996 年に Cope らが動物実験を報告し[11]，2000 年はじめには多くの臨床例の報告が行われている[13)14)]．その後，遅れること 10 年程度で本邦でも普及し始めた手技である[6)7)]．

逆行性胸管造影

　胸管は通常，左静脈角で，鎖骨下静脈に同流する．同部には弁が存在するため，鎖骨下静脈造影では胸管は逆行性に造影されない．このため，逆行性に胸管にカテーテルのカニュレーションを行うには，まず IL を行い，胸管と鎖骨下静脈の吻合部を同定する．これを元に，左肘部皮下静脈経由で 5 tFr カテーテルを鎖骨下静脈まで挿入し，弁の部分にカテーテルを押し当てて，マイクロカ

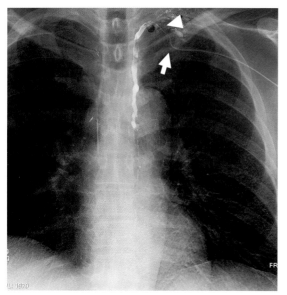

図 12. 逆行性胸管造影
静脈角(矢印)から逆行性に胸管静脈吻合部を介して、マイクロカテーテル(矢頭)を胸管に挿入し、造影を行った.

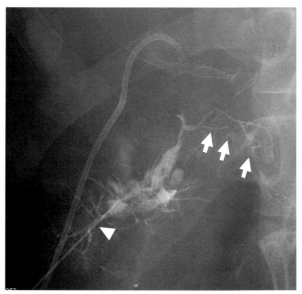

図 13. 肝内リンパ管造影
22 G PTBD 針(矢頭)からの造影で, 肝内リンパ管(矢印)が描出されている.

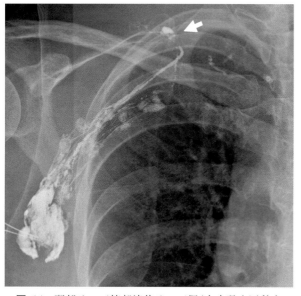

図 14. 頸部リンパ節郭清後リンパ漏(奈良県立医科大学症例)
腋窩リンパ節からの造影で, 頸部からリーク(矢印)が描出されている.

テーテルで胸管を選択することが可能である. 胸管までマイクロカテーテルを挿入ができれば, マイクロカテーテルから直接胸管の造影が可能である(図 12).

肝内リンパ管造影

肝臓は多量のリンパ液を産生する臓器である. 胸管を流れるリンパ液の 25～40％ を占めるとも言われている[15]. 肝内リンパ管からのリンパ流は肝門部のリンパ節を経由して, 肝十二指腸間膜内を通り, 乳び槽に流入する. このため, 肝門部損傷に伴ったリンパ漏は肝臓由来の可能性がある[16]. この診断と治療には肝内リンパ管造影が必要である. 肝内にてリンパ管は, 門脈周囲の Disse 腔内を流れている. このため, 経皮経肝的肝リンパ管造影は, 門脈辺縁に針を置いて造影することで描出可能である. 非拡張胆管の経皮経管胆道造影の最中に, 肝内リンパ管が偶然造影されることもしばしば見られる(図 13). 我々は, 22 G PTBD 針を用いて, 肝内リンパ管造影を行っている. 超音波ガイド下にて門脈前区域枝周囲を穿刺する. イオン性水溶性ヨード造影剤を注入しながら, 針をリンパ管が造影されるまでゆっくり引き抜く. この繰り返しで肝内リンパ管造影を行う.

その他, リンパ管造影

リンパ節穿刺が可能であれば, 鼠径部以外でもどの部位からでもリンパ管造影は可能である[9].

頸部リンパ節郭清後のリンパ漏に対して，腋窩からのリンパ管造影を行い，漏出部が同定ができた例を提示する（図14）．この後，リンパ漏は軽快した．リンパ管造影自体の治療的効果が示された1例である．

結　語

IL の導入により，鼠径部からのリンパ管造影が容易に行えるようになり，リンパ漏に対する様々なインターベンションが施行可能となった．またリンパ漏の原因部位を考慮して，鼠径部のみならず，全身のリンパ節や足背部リンパ管，肝内リンパ管造影を行うことでリンパ漏の原因を同定し，治療を行えるようになった．さらなるリンパ管造影やリンパ系インターベンションの理解のために，まとまった総説を提示するので参考にしていただきたい（画像診断．38(12):1173-1180, 2018, RadioGraphics. 36:2199-2211, 2016.）．またリンパ漏の治療で悩んだ際には気軽に筆者に連絡をいただければ幸いである．

文　献

1) Kinmonth, J. B.: Lymphangiography in man: a method of outlining lymphatic trunks at operation. Clin Sci. **11**: 13-20, 1952.
2) Matsumoto, T., et al.: The effectiveness of lymphangiography as a treatment method for various chyle leakages. Br J Radiol. **82**: 286-290, 2009.
3) Yoshimatsu, R., et al.: Prediction of therapeutic effectiveness according to CT findings after therapeutic lymphangiography for lymphatic leakage. Jpn J Radiol. **31**: 797-802, 2013.
4) Rajebi, M. R., et al.: Intranodal lymphangiography: feasibility and preliminary experience in children. J Vasc Interv Radiol. **22**: 1300-1305, 2011.
5) Nadolski, G. J., Itkin, M.: Feasibility of ultrasound-guided intranodal lymphangiogram for thoracic duct embolization. J Vasc Interv Radiol. **23**: 613-616, 2012.
6) 井上政則ほか：リンパ漏病変に対するIVR．画像診断．**38**: 1173-1180, 2018.
7) Inoue, M., et al.: Lymphatic Intervention for Various Types of Lymphorrhea: Access and Treatment. Radio Graphics. **36**: 2199-2211, 2016.
8) Hall, R. C., Krementz, E. T.: Lymphangiography by lymphnode injection. JAMA. **202**: 1136-1139, 1967.
9) 狩谷秀治ほか：リンパ管造影法．画像診断．**38**: 1125-1341, 2018.
10) Kariya, S., et al.: Intranodal lymphangiogram: technical aspects and findings. Cardiovasc Intervent Radiol. **37**: 1606-1610, 2014.
11) Cope, C.: Percutaneous transabdominal embolization of thoracic duct lacerations in animals. J Vasc Interv Radiol. **7**: 725-731, 1996.
12) Rajebi, M. R., et al.: Intranodal lymphangiography: feasibility and preliminary experience in children. J Vasc Interv Radiol. **22**: 1300-1305, 2011.
13) Cope, C., Kaiser, L. R.: Management of unremitting chylothorax by percutaneous embolization and blockage of retroperitoneal lymphatic vessels in 42 patients. J Vasc Interv Radiol. **13**: 1139-1148, 2002.
14) Itkin, M., et al.: Nonoperative thoracic duct embolization for traumatic thoracic duct leak: experience in 109 patients. J Thorac Cardiovasc Surg. **139**: 584-589, 2010.
15) Barrowman, J. A.: Hepatic lymph and lymphatics. In: McIntyre N, Benhamou J-P, Bircher J, Rizzetto M, editors. Oxford textbook of clinical hepatology. New York: Oxford University Press. 37-40, 1991.
16) Matsumoto, S., et al.: Successful demonstration of post-operative lymphatic fistula by percutaneous transhepatic lymphography. Clin Radiol. **55**: 485-486, 2000.

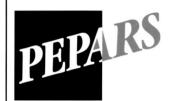

◆特集/穿通枝皮弁をあやつる！―SCIP flap を極める編―

SCIA 腸骨弁移植法

吉松　英彦*

Key Words：浅腸骨回旋動脈(superficial circumflex iliac artery)，浅腸骨回旋動脈穿通枝皮弁(superficial circumflex iliac artery perforator flap；SCIP flap)，腸骨弁(iliac bone flap)，キメラ皮弁(chimeric flaps)

Abstract 浅腸骨回旋動脈(superficial circumflex iliac artery；SCIA)の深枝を同定し，それを anterior superior iliac spine(ASIS)まで追っていくと，腸骨稜の骨膜上を走る血管が確認できる．SCIA からの血流は，腸骨稜(iliac crest)上の骨膜を通じて腸骨に入っていく．そのため，骨膜ごと骨弁を挙上すると，安全に腸骨弁を挙上することができる．また，通常の SCIP 皮弁も同時に挙上できるため，大変使い勝手のよい皮弁となる．

はじめに

中程度の骨欠損の再建で，骨髄炎などが背景にあり血行付き骨弁が必要となった場合，多くの場合は腓骨弁，肩甲骨弁が選択されることだろう．また，腸骨弁を用いる場合は，deep circumflex iliac artery(DCIA)を茎とする場合がほとんどであると思われる．

腓骨弁を用いる場合，頻度は低いが神経損傷などの重篤な合併症を起こし得る．また，skin paddle も同時に必要となる場合，植皮を伴うこととなる．その点，肩甲骨弁は十分な skin paddle を同時採取しても，ドナーサイトの一次縫縮は可能である．しかし，多くの場合，術中の体位変換が必要となってくる．DCIA を茎とした腸骨弁は iliacus muscle 等の十分な剥離を必要とするため，ヘルニアなどの術後合併症の頻度が低くない．また，DCIA から皮膚への栄養枝の存在が不安定であることから，同時に安全に skin paddle を挙上

することは難しい．

これらの欠点を考慮して，筆者は血流を必要とする中程度の骨欠損の再建に対しては，superficial circumflex iliac artery(SCIA)の深枝を栄養枝とした腸骨弁を挙上するようになった．このセクションではまずは SCIA 深枝の腸骨枝の解剖について，次に実際の挙上法について説明していく．

SCIA 枝の解剖

図1のように，SCIA は大腿動脈から分枝後，浅枝と深枝に分岐する．深枝はその後，縫工筋，外側大腿皮神経，腸骨への枝を出していく．まずは(transverse branch を追って)SCIA の深枝を同定し，それを anterior superior iliac spine(ASIS)まで追っていくと，腸骨稜の骨膜上を走る血管が確認できる．SCIA から腸骨への栄養枝は，腓骨の場合のように骨の中に比較的太い血管が直接入っていくことを確認することはできない．SCIA からの血流は，腸骨稜(iliac crest)上の骨膜を通じて腸骨に入っていく．そのため，後述するが，骨膜ごと骨弁を挙上することが必要となってくる．

---

* Hidehiko YOSHIMATSU, 〒135-8550　東京都江東区有明 3-8-31　がん研有明病院形成外科，副医長

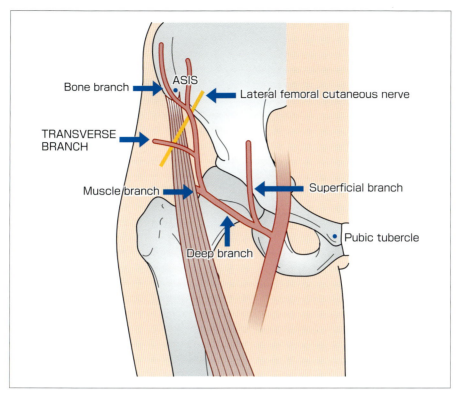

図 1. SCIA flap 挙上に必要な解剖

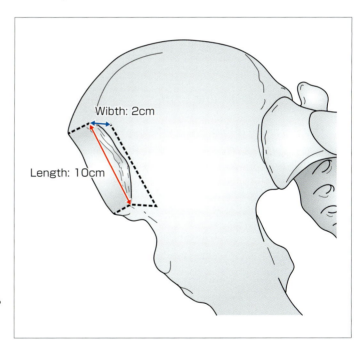

図 2.
骨膜を通じて確実に栄養される
腸骨の領域

腸骨の SCIA 深枝からの血行支配領域

筆者は cadaver を用いて，SCIA の深枝から腸骨への血流支配領域を確認した．詳細は当該論文を参照していただきたいが，結論としては図 2 のような 10×2 cm×全層の範囲は少なくとも SCIA からの血流があることが判明した．図 2 のように，腸骨への栄養枝は，ASIS から 1.3 cm ほど尾側で見つかることが多い．腸骨稜の骨膜を通じて確実に栄養される腸骨の領域は，cadaver study から

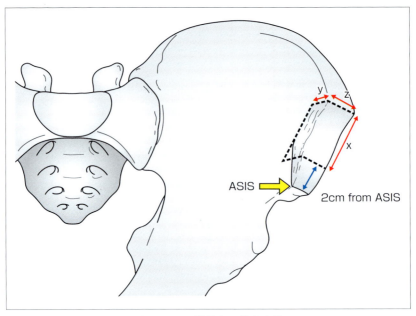

図 3. SCIA 腸骨弁の挙上方法

は，図 4 のように 10×2 cm の腸骨全層とされる．ただし，骨弁からの実際の血流を確かめながら挙上する臨床例では，10×4 cm まで採取できた症例がある．

SCIA 腸骨弁の挙上方法

まずは ASIS の外側に縦方向に切開を入れ，深筋膜まで一気に進んでいく．そこから内側に向かって皮弁を挙上していくと，図 1 で見られる transverse branch（動脈，静脈 2 本の 3 つ組みとなっていることが多い）が，深筋膜の下に透けて見えるようになる．この transverse branch の直上の筋膜に切開を入れ，transverse branch を追っていくと，ASIS よりやや内側で，SCIA 深枝の本幹に合流していく．Transverse branch は誘導係として用いられるため，電気メス等で焼灼してしまってもなんの問題もない．深筋膜を一気に露出していくため，脂肪層の厚い肥満患者に対しても大変有効な方法となる．SCIA 深枝から腸骨稜上を走る枝が分岐されるので，これらを含めるように，採取する骨弁の大きさに合わせて切れ目を入れていく．この際，鼠径靱帯や縫工筋が付着している ASIS から 2 cm は，採取せずに残すようにしている（図 3）．したがって腸骨稜に沿った骨弁の長さ（図 3 における x）は，ASIS からの 2 cm を引くことを考慮する必要がある．その結果，ASIS から腸骨弁の最前方までは，骨膜（およびその上を走る骨栄養枝）のみになる．つまり，骨膜を ASIS から 2 cm ほど，腸骨稜から剝がす必要がある．骨栄養枝の損傷を防ぐため，この作業のみ，通常のメスで行うようにしている．骨弁挙上に必要な分だけ，iliacus muscle, tensor fasciae latae muscle, gluteus medius muscle を腸骨から剝がし，電動ノコギリで腸骨弁を切り抜いていく．

臨床例

図 4 のように，SCIA 浅枝と深枝を handheld Doppler ultrasound，または Duplex ultrasound を用いてマーキングした．この場合，腸骨弁は全層ではなく，外板を中心の採取を予定した．

マーキング通りにまずは浅枝（黄色矢印），次に transverse branch（緑色矢印）を見つけてから，深枝本幹（白色矢印）を同定し（図 5），次にこの SCIA 深枝を追っていき，ASIS から腸骨稜にかけて伸びる腸骨栄養枝（黄色矢印）を同定した（図 6）．

図 7 のように，SCIA 深枝を剝離した後に，ASIS

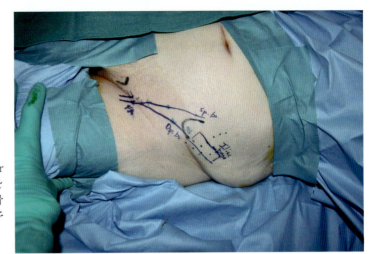

図 4.
SCIA 浅枝と深枝を handheld Doppler ultrasound, または Duplex ultrasound を用いてマーキングした. この場合, 腸骨弁は全層ではなく, 外板中心の採取を予定した.

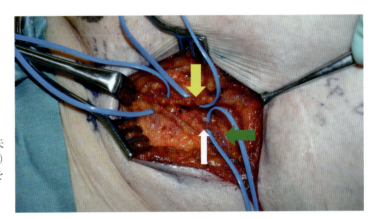

図 5.
マーキング通りにまずは浅枝(黄色矢印), 次に transverse branch(緑色矢印)を見つけてから, 深枝本幹(白色矢印)を同定した.

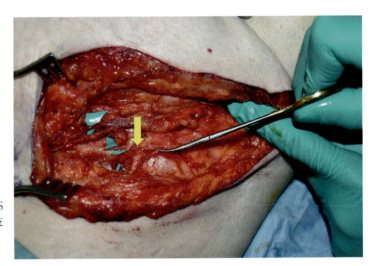

図 6.
次にこの SCIA 深枝を追っていき, ASIS から腸骨稜にかけて伸びる腸骨栄養枝(黄色矢印)を同定した.

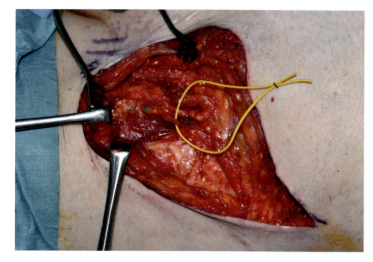

図 7.

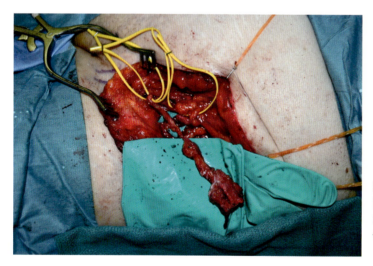

図 8.
図7のように，SCIA 深枝を剝離した後に，ASIS から腸骨稜に亘る骨膜ごと，腸骨弁を挙上した．

から腸骨稜に亘る骨膜ごと，腸骨弁を挙上した（図 8）．

さいごに

ドナーサイトへの侵襲の低さ，ドナーサイトの位置を考慮すると，SCIA 腸骨弁は小〜中程度の骨欠損に対して理想的な骨弁である．腸骨稜の骨膜を走る血管を損傷しないように，骨弁を挙げることが最大のポイントとなる．

参考文献

1) Koshima, I., et al.：Superficial circumflex iliac artery perforator flap for reconstruction of limb defects. Plast Reconstr Surg. 113(1)：233-240, 2004.
   Summary 初めての SCIP flap の報告．
2) Iida, T., et al.：A free vascularised iliac bone flap based on superficial circumflex iliac perforators for head and neck reconstruction. J Plast Reconstr Aesthet Surg. 66(11)：1596-1599, 2013.
   Summary 初めての，SCIA を茎とした腸骨弁の臨床報告．
3) Yoshimatsu, H., et al.：Superficial circumflex iliac artery-based iliac bone flap transfer for reconstruction of bony defects. J Reconstr Microsurg. 34(9)：719-728, 2018.
   Summary SCIA を茎とした腸骨弁の初のケースシリーズ，および腓骨弁との比較．
4) Yoshimatsu, H., et al.：Proximal-to-distally elevated superficial circumflex iliac artery perfora-

tor flap enabling hybrid reconstruction. Plast Reconstr Surg. **138**(4)：910-922, 2016.

Summary　SCIP の挙上に関する proximal-to-distal 挙上を述べた論文.

5) Yoshimatsu, H., et al.：Superficial circumflex iliac artery perforator flap：an anatomical study of the correlation of the superficial and the deep branches of the artery and evaluation of perfusion from the deep branch to the sartorius muscle and the iliac bone. Plast Reconstr Surg. **143** (2)：589-602, 2019.

Summary　SCIA の深枝に焦点をあて，cadaver において縫工筋，腸骨への血流支配領域を，ICG を用いて確認した論文. またそれぞれの anatomical landmark の詳細な位置についても解析している.

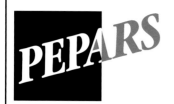

◆特集/穿通枝皮弁をあやつる！─SCIP flap を極める編─

神経付き SCIP 皮弁
─肋間神経外側皮枝を用いた知覚付き SCIP 皮弁─

飯田拓也[*1]　成島三長[*2]　岡崎　睦[*3]

Key Words：知覚付き SCIP 皮弁(sensate SCIP flap)，肋間神経外側皮枝(lateral cutaneous branch of intercostal nerve)，肋間動脈穿通枝皮弁(intercostal artery perforator flap)，頭頸部再建(head and neck reconstruction)

Abstract　SCIP 皮弁は近年，四肢，頭頸部，陰茎などの再建に広く使われるようになってきているが，さらなる皮弁の高機能化のためには知覚付き SCIP 皮弁の開発が必要であった．SCIP 皮弁は皮島を中腋窩線を越えてデザインできるため，肋間神経外側皮枝を皮弁に含めることで知覚皮弁として挙上し得る．皮弁の挙上では，同神経は中腋窩線付近に存在するためここを含むように皮弁をデザインし，まず鼠径靱帯中央付近に切開を置き，穿通枝をある程度剝離したら，デザインの尾側を切開し外腹斜筋筋膜上を剝離して肋間神経外側皮枝を探し，外腹斜筋を割いて剝離することで神経の長さを確保する．
　遊離皮弁では知覚の自然回復も知られているが，回復の程度は不安定である．知覚付き SCIP 皮弁は，手術時間の延長も短くドナー部の犠牲も少ないことから，できる限り知覚再建を試みることで高機能な再建を達成し得る．

はじめに

浅腸骨回旋動脈穿通枝皮弁(Superficial Circumflex Iliac Artery Perforator flap；SCIP flap)は 2004 年に Koshima らにより鼠径皮弁の改良版として報告された皮弁である[1]．本皮弁は，長い血管茎が得られる，皮弁採取部の犠牲が少ない，皮弁の厚みが調整可能などの長所があるため，四肢，頭頸部，陰茎などの再建に広く使われるようになってきている[2~4]が，さらなる皮弁の高機能化のためには知覚付き SCIP 皮弁の開発が必要であった．SCIP 皮弁は中腋窩線を越えて皮島をデザインできるため，肋間神経外側皮枝の支配領域に入る(図 1, 2)[5)6]．このため，同神経を皮弁に含めることで知覚皮弁とすることが可能である．本稿では同神経を用いた知覚付き SCIP 皮弁について述べる．

手術手技

術前にドップラーや超音波検査によって，穿通枝の位置をマーキングしておく．肋間動静脈および肋間神経外側皮枝は，中腋窩線近傍の各肋間から内下方に向かって筋膜を貫いて伸びているが，肋間神経外側皮枝には肋間動静脈が伴走することが多いため，超音波検査にてある程度の位置の予測が可能である．皮弁のデザインは，通常の SCIP 皮弁に比べて中腋窩線を含む後方に拡大しておいた方が神経を探しやすい．
　皮弁の挙上は我々は proximal-to-distal で行っ

[*1] Takuya IIDA，〒113-8655　東京都文京区本郷 7-3-1　東京大学医学部形成外科，准教授
[*2] Mitsunaga NARUSHIMA，〒514-8507　津市江戸橋 2 丁目 174　三重大学医学部形成外科，教授
[*3] Mutsumi OKAZAKI，東京大学医学部形成外科，教授

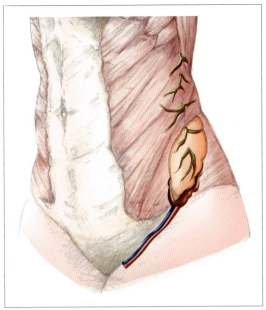

図 1. SCIP 皮弁と肋間神経外側皮枝の位置関係
SCIP 皮弁は従来の鼠径皮弁と比較して皮島が外側に位置するため，肋間神経外側皮枝の支配領域に入る．
(Iida, T., et al.: A sensate superficial circumflex iliac perforator flap based on lateral cutaneous branches of the intercostal nerves. J Plast Reconstr Aesthet Surg. 65(4): 538-540, 2012. より引用)[5]

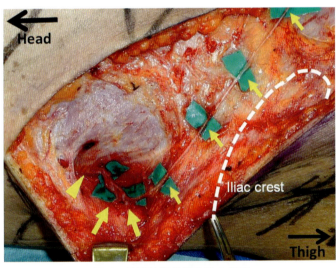

図 2. 肋間神経外側皮枝の走行
肋間神経外側皮枝(矢印)は中腋窩線近傍から外腹斜筋膜を貫いて(矢頭)皮下に至り，数本の分枝を出しながら，内下方に至る．太い皮枝の場合，肋間動静脈が伴走することも多い．
(Iida, T., et al.: Versatility of lateral cutaneous branches of intercostal vessels and nerves: Anatomical study and clinical application. J Plast Reconstr Aesthet Surg. 66: 1564-1568, 2013. より引用)[6]

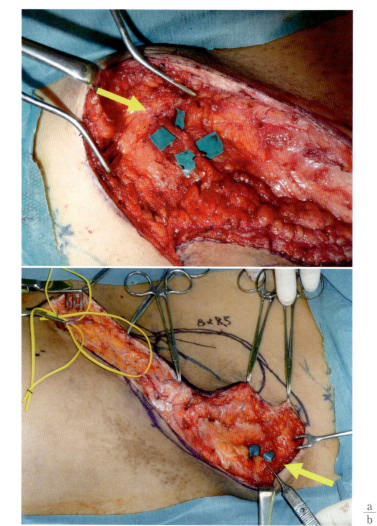

図 3. 神経付き SCIP 皮弁の挙上
皮弁は中腋窩線を含むようにデザインする．穿通枝を上前腸骨棘付近まで剝離したら，デザインの尾側を大きく切開し，外腹斜筋膜上を剝離して肋間神経外側皮枝(矢印)を探す．必要に応じて筋膜を切開し外腹斜筋を割いて神経長を確保する．

ている．まず鼠径靱帯中央に皮切を置き，浅枝を同定し，ある程度中枢側に剝離した後，末梢側に穿通枝を剝離していく．穿通枝を上前腸骨棘付近まで剝離したら，デザインの尾側を大きく切開し，外腹斜筋膜上を剝離して肋間神経外側皮枝を探す(図3)．神経を確保したら，必要に応じて筋膜を切開し外腹斜筋を割いて神経長を確保する．神経束は2組以上含められることも多い．その後，神経の位置を皮弁上にマーキングして，デザインを再調整し皮弁を挙上する．

症例 1：63 歳，男性．舌癌(図 4，5)

再発舌癌に対し，舌亜全摘，左頸部郭清，SCIP 皮弁による即時再建を施行した．8×18 cm 大の皮弁を左側腹部で挙上し，外腹斜筋筋膜上で皮弁に入る肋間動脈，肋間神経外側皮枝を同定した．外腹斜筋筋間を剝離し，同神経血管束を 4 cm 剝離し皮弁に含めた．皮弁を顔面に移動し，肋間神経をオトガイ神経に縫合した．術後経過は良好で皮弁は全生着した．皮弁の知覚は術後2か月くらいから徐々に始まり，術後6か月でSW 3.84 まで回復した[5]．

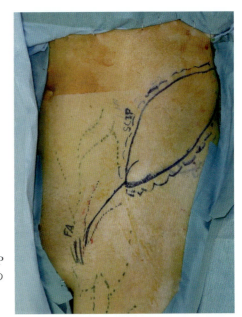

図 4.
症例 1：63 歳，男性
再発舌癌に対し，舌亜全摘，左頸部郭清，SCIP皮弁による即時再建を施行した．8×18 cm 大の皮弁を左側腹部にデザインした．

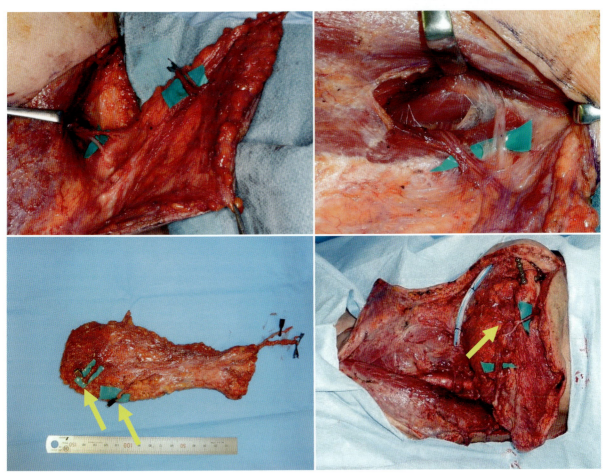

図 5. 症例 1（続き）
外腹斜筋筋膜上で皮弁に入る肋間動脈，肋間神経外側皮枝を 2 組同定した(a)．外腹斜筋筋間を剝離し(b)，同神経血管束を 4 cm 剝離し皮弁に含めた(c)．皮弁を欠損部に移動し，肋間神経をオトガイ神経に縫合した(d)．
(Iida, T., et al.：A sensate superficial circumflex iliac perforator flap based on lateral cutaneous branches of the intercostal nerves. J Plast Reconstr Aesthet Surg. 65(4)：538-540, 2012.より一部引用)[5]

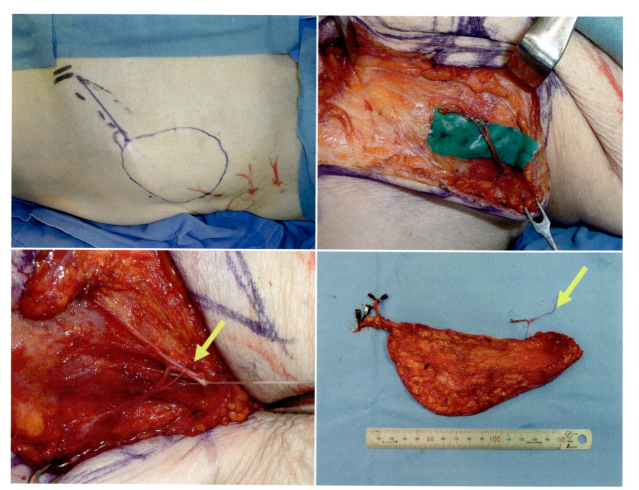

図 6. 症例 2：81 歳, 女性
左側腹部より 15×8 cm の SCIP 皮弁を挙上した. 4 cm の肋間神経外側皮枝を含めた.
(Iida, T., et al.：Reconstruction of large facial defects using a sensate superficial circumflex iliac perforator flap based on the lateral cutaneous branches of the intercostal nerves. Ann Plast Surg. 72(3)：328-331, 2014.より一部引用)

a|b
c|d

症例 2：81 歳, 女性. 顔面悪性黒色腫(図 6)
顔面の広範な悪性黒色腫に対して拡大切除, 頬骨部分切除が施行された. 15×8 cm の SCIP 皮弁を左側腹部より挙上した. 皮弁下縁の切開から外腹斜筋膜上で剥離し, 肋間神経外側皮枝を同定後, 外腹斜筋内を剥離することで 4 cm の長さを得た. 神経は頬骨顔面神経に縫合した. 皮弁は完全生着し, 術後 2 か月で SW 4.31 の知覚が得られた[7].

考 察

浅腸骨回旋動脈は大腿動脈より分枝し, 浅枝と深枝に分岐して上前腸骨棘方向に走る. これを穿通枝レベルまで剥離したものが SCIP 皮弁であり, 近年, 四肢, 頭頸部, 陰茎などの再建に広く用いられるようになってきている. SCIP 皮弁の利点は, 1)皮弁採取部の犠牲が少ない. 筋肉剥離は不要で目立たない部位から採取可能, 直接閉鎖が可能である. 2)皮弁の厚みの調整が容易. 比較的厚い皮弁から超薄皮弁まで作成可能である. 3)比較的長い血管茎が得られる, などが挙げられる.

知覚再建は術後機能を含む QOL 向上の観点から重要である. Yu らは口腔内再建では知覚なし皮弁に比べて良好な構音・嚥下機能が得られたと報告している[8]. この観点から, 頭頸部再建だけでなく, 四肢, 陰茎再建などにおいても知覚付き

皮弁が皮弁の高機能化の観点から有用であると考えられる．SCIP 皮弁は中腋窩線を越えて皮島をデザインできるため，肋間神経外側皮枝を利用することにより，知覚皮弁とすることが可能である．またこのほかにも肋間神経に伴走する肋間動脈外側皮枝を利用して，ICAP を supercharge に用いる，ICAP propeller flap で皮弁採取部の閉鎖に用いる，などの利用も可能である．肋間動静脈・神経外側皮枝は SCIP 皮弁との親和性が高く，様々な用途に利用可能と考えられる．

　一方，遊離皮弁における知覚はある程度まで自然回復(spontaneous reinnervation)することが知られている．しかし，回復の程度は年齢，皮弁の下床への接着面積，下床の瘢痕化や神経の残存程度によって左右される[9]．知覚付き皮弁と知覚なし皮弁を比較した報告では，前者の方が知覚回復が有意に高かったとする報告が多い[10][11]．SCIP 皮弁においても，知覚再建は手術時間の延長も短く，皮弁採取部の犠牲も少ないことから，可能であればできるだけ知覚再建を試みることにより高機能な再建を目指せると考えられた．

参考文献

1）Koshima, I., et al.：Superficial circumflex iliac artery perforator flap for reconstruction of limb defects. Plast Reconstr Surg. **113**：233-240, 2004.
2）Narushima, M., et al.：Pure skin perforator flap for microtia and congenital aural atresia using supermicrosurgical techniques. J Plast Reconstr Aesthet Surg. **64**：1580-1584, 2011.
3）Nasr, S., Aydn, M. A.：Versatility of free SCIA/SIEA flaps in head and neck defects. Ann Plast Surg. **65**：32-37, 2010.
4）Hong, J. P., et al.：Modified superficial circumflex iliac artery perforator flap and supermicrosurgery technique for lower extremity reconstruction：a new approach for moderate-sized defects. Ann Plast Surg. **71**：380-383, 2013.
5）Iida, T., et al.：A sensate superficial circumflex iliac perforator flap based on lateral cutaneous branches of the intercostal nerves. J Plast Reconstr Aesthet Surg. **65**(4)：538-540, 2012.
6）Iida, T., et al.：Versatility of lateral cutaneous branches of intercostal vessels and nerves：Anatomical study and clinical application. J Plast Reconstr Aesthet Surg. **66**(11)：1564-1568, 2013.
7）Iida, T., et al.：Reconstruction of large facial defects using a sensate superficial circumflex iliac perforator flap based on the lateral cutaneous branches of the intercostal nerves. Ann Plast Surg. **72**(3)：328-331, 2014.
8）Yu, P.：Reinnervated anterolateral thigh flap for tongue reconstruction. Head Neck. **26**：1038-1044, 2004.
9）Ayhan Oral, M., et al.：Sensory recovery with innervated and noninnervated flaps after total lower lip reconstruction：a comparative study. Plast Surg Int. **2013**：643061, 2013.
10）Kimata, Y., et al.：Comparison of innervated and noninnervated free flaps in oral reconstruction. Plast Reconstr Surg. **104**：1307-1313, 1999.
11）Beugels, J., et al.：Sensory recovery of the breast after innervated and non-innervated autologous breast reconstructions：A systematic review. J Plast Reconstr Aesthet Surg. **70**：1229-1241, 2017.

MB Orthopaedics 誌 30 周年記念書籍！　**新刊**

骨折治療基本手技アトラス

～押さえておきたい10のプロジェクト～

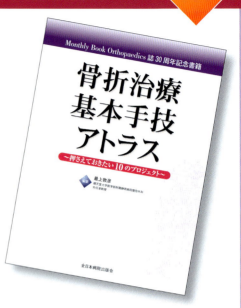

編集：最上敦彦 順天堂大学医学部附属静岡病院整形外科 先任准教授

2019年4月発行　変形A4判　518頁
定価（本体価格 15,000円＋税）

新AO分類を掲載！
500ページを超える大ボリューム
オールカラー！

骨折治療の精鋭が送る、豊富なイラストと写真でとことん"魅せる"工夫を凝らした**基本手技書の決定版**です！

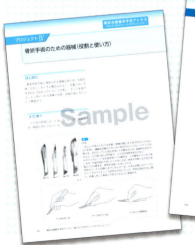
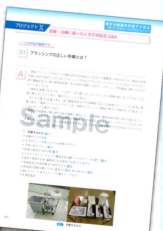

CONTENTS

プロジェクトⅠ
骨折治療の目的とは何か？

プロジェクトⅡ
骨折診断ツール

プロジェクトⅢ
メスを使わない骨折治療法

プロジェクトⅣ
骨折手術のための器械（役割と使い方）

プロジェクトⅤ
ダメージコントロールとしての
直達牽引・創外固定の実際

プロジェクトⅥ
骨折治療ツール
（インプラントの役割と使い方）

プロジェクトⅦ
骨折手術の計画の立て方

プロジェクトⅧ
押さえておくべき基本
骨折治療テクニックの実際

プロジェクトⅨ
感染のない，きれいなキズアトを目指す

プロジェクトⅩ
診断・治療に困ったときの対処法 Q&A

全日本病院出版会　〒113-0033　東京都文京区本郷 3-16-4　Tel：03-5689-5989
www.zenniti.com　Fax：03-5689-8030

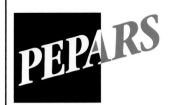

◆特集/穿通枝皮弁をあやつる!—SCIP flap を極める編—

頭頸部再建における SCIP flap

浅野　悠[*1] 去川俊二[*2]

Key Words：鼠径皮弁(groin flap)，舌(tongue)，再建(reconstruction)

Abstract　当院では頭頸部再建，特に舌や中咽頭において鼠径皮弁を第一選択とすることが多い．鼠径皮弁はとてもしなやかで，脱上皮した脂肪弁を軟部組織欠損腔の充填に用いることが可能である．特に舌再建では残舌の動きの阻害が少ないこと，筋体をほとんど含まない脂肪組織のため移植後の萎縮が少なく，再建時のボリュームを担保することができるため，術中に術後の形態を予測しながら再建を行うことができることが利点である．

はじめに

　SCIP flap の特集であるが，当院においての頭頸部再建は浅腸骨回旋動脈(以下，SCIA)を大腿動脈からの分岐部まで追うため古典的な鼠径皮弁として用いている．鼠径皮弁は皮弁採取部の犠牲が比較的少ないため，女性や小児など整容面を考慮したい症例の場合には重宝される皮弁である．鼠径部は関節屈曲側であり腹部や大腿部と比較すると皮下組織との可動性が大きく，皮膚も柔らかい．また有毛部になりにくいことから移植後，口腔内でも皮弁から生える毛髪が気になることも少ない．しかし，血管茎となる動静脈が細く短く自由度が少ないことが問題で頭頸部再建時に鼠径皮弁を選択することが少なくなり，代わりに鼠径皮弁同様に薄く，太く長い血管茎を確保できる前外側大腿皮弁や前腕皮弁などが用いられることが多

くなったものと思われる．しかし，当院では鼠径皮弁のしなやかさと適度な脂肪組織による「舌っぽさ」と組織欠損部への脂肪弁の充填のしやすさから鼠径皮弁を選択することが多い．今回は舌半側切除，pull through 法に対する遊離鼠径皮弁を用いた症例に対する再建方法を記述していく．

術　前

　鼠径皮弁は血管茎となる動静脈の走行が多様であることが問題となることが多い．鼠径部を含めた造影 CT を撮像できればベストであるが，腎機能が必ずしも良好ではない高齢者の頭頸部癌の患者に対し造影剤の使用は難しいことが多い．しかし，癌患者の術前検査では転移の精査のため PET-CT を撮像しているため，単純撮影ではあるが鼠径部を含めた CT 画像がある．そこでおおよその血管の走行を術前に確認することができる．また，超音波を用いて血管の走行を確認しておくのも有用である．

[*1] Hisashi ASANO, 〒350-1298　日高市山根 1397-1　埼玉医科大学国際医療センター形成外科
[*2] Shunji SARUKAWA, 同, 准教授

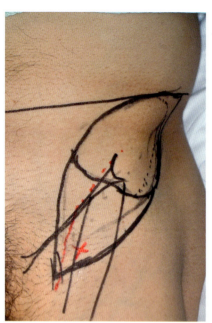

◀図 1.
皮弁デザイン

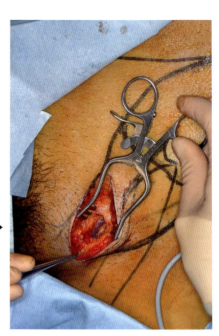

図 2. ▶
静脈を探す.
肥満患者では切開を尾側に延長し,大伏在静脈から分岐するSCIVを見つけるとよい.

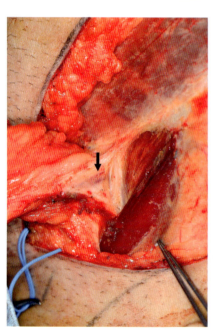

◀図 3.
穿通枝
矢印:SCIA の穿通枝が確認できる.

術　中

1. デザイン

図1のように患側と対側の鼠径部から皮弁を採取するようデザインする.腹部のシワが鼠径皮弁の上縁となるようにする.恥骨と上前腸骨棘,鼠径靱帯をマーキングする.SCIA の浅枝・深枝は鼠径靱帯より尾側から立ち上がってくるため,皮弁挙上の際に鼠径靱帯が目印となる.縫工筋は鼠径部の内側から外側に向かうように触診すると走行がわかりやすい.浅枝は縫工筋内側縁と鼠径靱帯の交点の近傍で確認することが多い.深枝は浅枝の 2 cm 尾側,1 cm 外側から立ち上がることが多い.術前にドップラーエコーを用いて確認しておく.実際に皮島となるのは皮弁の外側部分で,手で摘んで再建舌をイメージしておく.皮島以外の部分は脱上皮して顎下部の欠損を充填するために用いる.

2. 皮弁挙上

まずは分岐部が多様な静脈を確保するため,図2のように皮弁内側を切開する.静脈は浅筋膜下を走行しているため,浅筋膜を切開したら慎重に剝離操作を行う.患者が肥満体型の場合は静脈が深くて見つけにくいことが多いため,皮弁を内下方に延長し大伏在静脈をみつけ,そこから分岐する浅腸骨回旋静脈(以下,SCIV)を追っていくとよい.SCIVを確保できたら皮弁上縁を切開し外腹斜筋膜上まで展開し,そこから尾側に剝離していき鼠径靱帯まで露出させる.次に縫工筋外側縁まで皮弁尾側を切開し皮弁外側から挙上していく.皮弁を持ち上げるよう緊張をかけて筋膜上で挙上していくと穿通枝が確認しやすい.電気メスでも

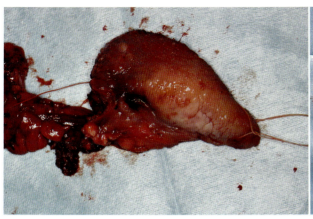
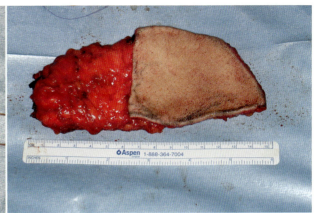

図4．摘出された舌と皮弁
おおまかに皮弁をトリミングしておく．顎下部に充填する部分は脱上皮しておく．

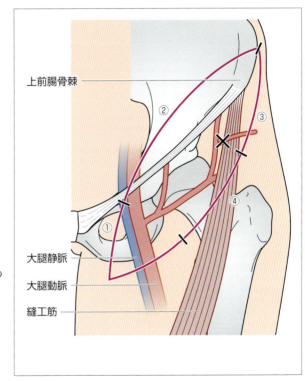

図5．
図1のデザインをもとに，①～④の順に切開する．
① 静脈を探す．
② 鼠径靱帯を出す．
③ 穿通枝を探す．
④ 最後に切る．

よいがガーゼを使って鈍的に筋膜から皮弁を剝がすようにすると穿通枝を損傷することなく剝離ができる．穿通枝を確認できたら，その周囲の筋膜を切開し縫工筋内の穿通枝を追っていく(図3)．縫工筋を越えたら開創器を用いると視野を確保しやすい．大腿動脈からSCIAが分岐する部分まで剝離していくが，最後にSCIAが頭側に曲がってから大腿動脈に流入する場合があるため注意して根部まで剝離していく．

血管を切離する前にある程度の皮弁のトリミングや脂肪弁として使う部分の脱上皮を行っておく(図4)．皮膚切開の順番は図5を参照されたい．

3．血管吻合

頸部の吻合血管は，動脈は上甲状腺動脈(以下，STA)，静脈は総顔面静脈や外頸静脈が多い．STAに対しSCIAが細い場合がほとんどである

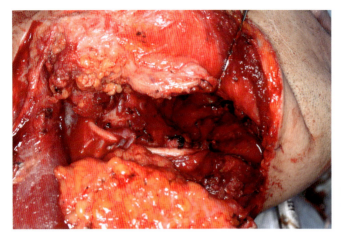

図 6.
顎下部の欠損(血管吻合済み)

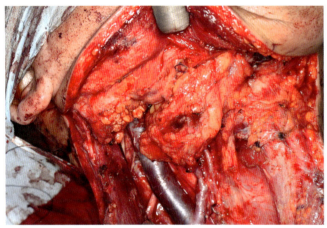

図 7.
顎下部に脂肪弁を充填した。術後の陥凹が
軽減される。

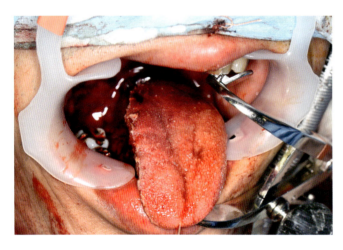

図 8.
舌欠損

が，STA の末梢は細くなるためそこで吻合することが多い．静脈は外頸静脈を選択した場合は自動吻合器を用いて端々吻合を行うことが多い．外頸静脈は胸鎖乳突筋の下を通してから吻合している．

4．皮弁縫い付け充填

Pull through 法では，頸部郭清組織と原発巣組織を一塊として摘出するため，顎舌骨筋が切断され，顎下腺が摘出される(図6)．ここに脱上皮した脂肪弁が入ることで死腔を充填でき，顎下部の陥凹ができにくくなる(図7)．

皮弁を縫い付ける前に中咽頭と口峡の狭小化を行っている．舌根切除部の位置を切除前の舌扁桃溝に近接するように口蓋垂の高さまで縫縮することで狭い口峡となり食塊が残舌に移行されやすく

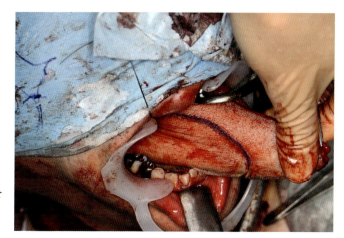

図 9.
皮弁のトリミング
口腔底と舌根を縫合後に皮弁の最終調整を行う.

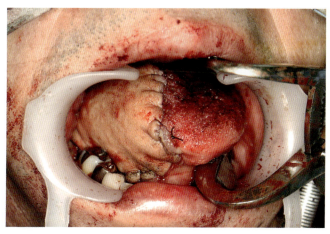

図 10.
皮弁の縫い付け後
舌腹の長さを十分にとる.

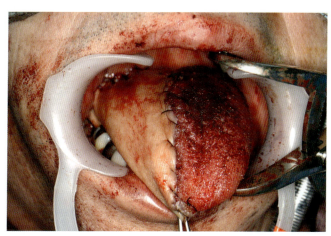

図 11.
挺舌

なる[1]. そのため摘出された舌と比べると舌根に必要な皮島が小さくなり, その分口腔内に必要な皮弁が大きくなるため, 皮弁の大きさを調節する際は縫い上げた後の欠損をイメージして皮弁の脱上皮やトリミングを行うとよい(図 8).

最深部から皮弁を縫い始める. 頸部からではなく口腔内から縫合する方が皮弁のボリュームを想像することが容易である. 縫合しにくい口腔底の方から縫合し, その後に舌背を縫合する. 有郭乳頭まで縫合したら皮弁の最終調整を行う. 残舌と皮弁を手前に引き, やや緊張をかけた状態で皮弁のトリミングを行う(図 9). 舌腹が短くなって挺舌を阻害しないよう皮弁のトリミングを行う(図 10, 11).

考 察

舌半側切除に対し鼠径皮弁を用いた再建症例を記載した．我々の施設では舌半側切除までの症例に対し鼠径皮弁を第一選択としている．舌亜全摘以上の欠損となると鼠径皮弁では硬口蓋に達するほどの隆起型のボリュームは得られず，切除断端の被覆はできるが舌としての口腔機能の再獲得は難しいため腹直筋を選択することが多い[2]．頭頸部再建では薄い皮弁が必要な場合が多く，前腕皮弁や前外側大腿皮弁がよく使用されている[3]．舌再建において前腕皮弁と前外側大腿皮弁では再建後の会話や嚥下での差がないことは多くの論文で検証されている[4)5]．

前外側大腿皮弁は BMI と相関して厚くなり[6]，女性は脂肪が多く厚く，男性は薄く[7]，若者は張りがあり硬く，高齢者では柔らかい印象である．前外側大腿皮弁は体格差によるボリュームや皮島の硬さなどで残存舌の動きを阻害することがあると考えた．

前腕皮弁も前外側大腿皮弁と同様に薄い皮弁を採取でき，BMI と相関して皮弁が厚くなる傾向にあった[8]．前腕皮弁は舌再建にはボリュームが少なく，再建舌側の口腔底に食残が貯留する傾向にあった[9]．

我々は舌再建後の機能評価として，タカラ法[10]を用いているが前腕皮弁や前外側大腿皮弁ではあまり満足の行く結果ではなかった．術後機能の更なる向上のため，鼠径皮弁を口腔再建において第一選択とするようになった．

鼠径皮弁を舌再建に用い評価を行っている文献はまだないが，少なくとも我々の経験した症例では良好な会話機能を獲得しており，これは鼠径皮弁特有のしなやかさと脂肪弁によるものと考える．また一般的な評価方法ではあまり差がない可能性はあるが，皮弁採取部の瘢痕が前腕皮弁や前外側大腿皮弁より目立たないことは少なくとも評価できるのではないだろうか．

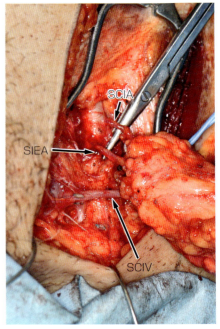

図 12．SCIA が大腿動脈から直接分岐していなかった．

鼠径皮弁の問題とその解決

1．血管茎が短い

血管の自由度は変えられないが，上前腸骨棘より外側に皮弁をデザインすることで欠損部から血管吻合部までの距離を確保することで，血管茎の短さを代償することができる[11]．

2．血管が細い

大腿動脈から分岐してすぐの SCIA でも 1〜2 mm，SCIV は SIEV と共通管の場合もあるが多くは大伏在静脈から分岐しており 2〜3 mm 程度の直径である．頭頸部再建で頻用される STA を鼠径皮弁でもよく使用する．STA は外頸動脈から分岐してすぐは太く SCIA とは口径差があるが，末梢まで追っていけば細くなり問題なく吻合できることが多い．SCIA が細く，また大腿動脈から直接分岐していない場合もあるが，その場合は SIEA を皮弁内に取り込み吻合した．SCIA と SIEA は相補的な関係であると考えられる[11]（図12）．

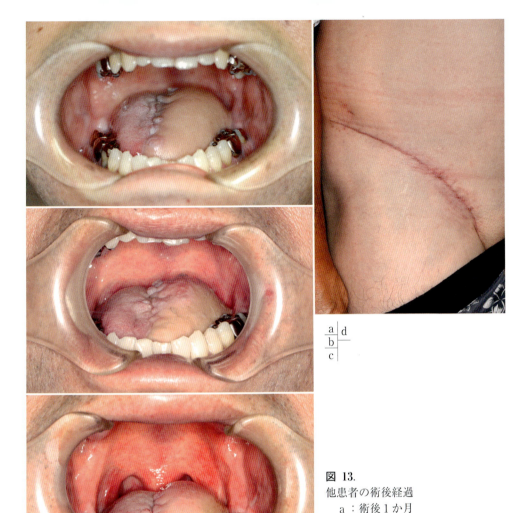

図 13.
他患者の術後経過
a：術後1か月
b：術後3か月
c：術後6か月
d：術後3か月の皮弁採取部

まとめ

頭頸部再建，特に舌・中咽頭再建において鼠径皮弁は前外側大腿皮弁と前腕皮弁と並び有用な皮弁である．挙上の煩雑さはあるものの，それに見合う利点を兼ね揃えている(図 13)．

参考文献

1) がん研究会有明病院頭頸科編：頭頸部手術カラーアトラス：Head & Neck Surgery 改訂第2版．永井書店，2011．
2) 去川俊二：私の術式 頭頸部癌に対する化学放射線治療後の嚥下障害 去川俊二の術式．嚥下医学．6(2)：170-173，2017．
3) Yuan, Y., et al.：Comparison of oral function：free anterolateral thigh perforator flaps versus vascularized free forearm flap for reconstruction in patients undergoing glossectomy. J Oral Maxillofac Surg. 74(7)：1500. e1-1500. e6, 2016.
4) Lu, M., et al.：Functional assessment：Free thin anterolateral thigh flap versus free radial forearm reconstruction for hemiglossectomy defects. Med Oral Patol Oral Cir Bucal. 20(6)：e757-e762, 2015.
5) Oranges, C. M., et al.：Comparison of anterolateral thigh and radial forearm free flaps in head and neck reconstruction. In Vivo. 32(4)：893-

897, 2018.

6) Akdeniz Doğan, Z. D., et al. : A comparative clinical study of flap thickness : medial sural artery perforator flap versus anterolateral thigh flap. Ann Plast Surg. **81**(4) : 472-474, 2018.

7) Hakim, S. G., et al. : Impact of body mass index, gender, and smoking on thickness of free soft tissue flaps used for orofacial reconstruction. J Craniomaxillofac Surg. **43**(8) : 1325-1329, 2015.

8) Hsu, K. C., et al. : Comparison between anterolateral thigh, radial forearm, and peroneal artery flap donor site thickness in Asian patients—A sonographic study. Microsurgery. **37**(6) : 655-660, 2017.

9) Hsiao, H., et al. : Swallowing function in patients who underwent hemiglossectomy : comparison of primary closure and free radial forearm flap reconstruction with videofluoroscopy. Ann Plast Surg. **50**(5) : 450-455, 2003.

10) 去川俊二ほか : 舌切除・再建後の構音評価法―タカラ法―. 頭頸部癌. **39**(3) : 374-378, 2013.

11) 飯田拓也ほか : 皮弁の実際―安全な挙上法および臨床応用―(4)SCIP. 形成外科. **58**(6) : 639-647, 2015.

好評増刷

カラーアトラス 爪の診療実践ガイド

● 編集　安木　良博（昭和大学/東京都立大塚病院）
　　　　田村　敦志（伊勢崎市民病院）

目で見る本で臨床診断力がアップ！

爪の基本から日常の診療に役立つ処置のテクニック、写真記録の撮り方まで、皮膚科、整形外科、形成外科のエキスパートが豊富な図写真とともに詳述！
必読、必見の一書です！

2016年10月発売　オールカラー
定価（本体価格 7,200円＋税）　B5判　202頁

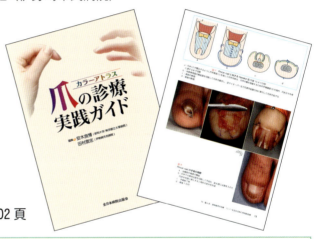

目　次

I章　押さえておきたい爪の基本
＜解　剖＞
1. 爪部の局所解剖

＜十爪十色―特徴を知る―＞
2. 小児の爪の正常と異常
　―成人と比較して診療上知っておくべき諸注意―
3. 中高年の爪に診られる変化
　―履物の影響、生活習慣に関与する変化、ひろく爪と靴の問題を含めて―
4. 手指と足趾の爪の機能的差異と対処の実際
5. 爪の変色と疾患
　―爪部母斑と爪部メラノーマとの鑑別も含めて―

＜必要な検査・撮るべき画像＞
6. 爪部疾患の画像検査
　―X線、CT、エコー、MRI、ダーモスコピー―
7. 爪疾患の写真記録について―解説と注意点―

II章　診療の実際―処置のコツとテクニック―
8. 爪疾患の外用療法
9. 爪真菌症の治療
10. 爪部外傷の対処および手術による再建
11. 爪の切り方を含めたネイル・ケアの実際
12. 腎透析と爪
13. 爪甲剥離症と爪甲層状分裂症などの後天性爪甲異常の病態と対応

―＜陥入爪の治療方針に関する debate＞―
14. 症例により外科的操作が必要と考える立場から
15. 陥入爪の保存的治療：いかなる場合も保存的治療法のみで、外科的処置は不適と考える立場から

16. 陥入爪、過彎曲爪の治療：フェノール法を含めた外科的治療
17. 爪部の手術療法
18. 爪囲のウイルス感染症
19. 爪囲、爪部の細菌感染症
20. 爪甲肥厚、爪甲鉤彎症の病態と対処

III章　診療に役立つ＋αの知識
21. 悪性腫瘍を含めて爪部腫瘍の対処の実際
　―どういう所見があれば、腫瘍性疾患を考慮するか―

コラム
A. 本邦と欧米諸国での生活習慣の差異が爪に及ぼす影響
B. 爪疾患はどの臨床科に受診すればよいか？
C. ニッパー型爪切りに関する話題

 全日本病院出版会

〒113-0033　東京都文京区本郷 3-16-4　Tel:03-5689-5989
www.zenniti.com　　　　　　　　　　　Fax:03-5689-8030

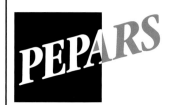

◆特集/穿通枝皮弁をあやつる！―SCIP flap を極める編―

超薄 SCIP flap による上肢再建

成島三長[*1]　石浦良平[*2]　椴野可南子[*3]
三井康平[*4]　Banda Chihena[*5]　藤田純美[*6]
古屋恵美[*7]　光嶋　勲[*8]

Key Words：超薄皮弁(super thin flap)，浅腸骨回旋動脈穿通枝皮弁(superficial circumflex iliac artery perforator flap；SCIP flap)，上肢(upper limb)，指(finger)，PSP flap，皮弁挙上(flap elevation)

Abstract　上肢再建の超薄皮弁を鼠径部 SCIP flap として挙上するためには，3 つの重要な要素がある．これに気を付けることで，皮弁を安全に全層植皮のように薄く挙上できる．

はじめに

SCIA を血管茎とした薄い皮弁として 1979 年 Acland らによって"Iliac flap"が報告された[1]．この皮弁は，皮弁を鼠径部の外側上前腸骨棘付近にデザインするよう考案された．そして血管周囲はほとんど脂肪組織をつけず血管のみとなっており，現在の穿通枝皮弁と呼ばれる範疇に入る．しかしこの報告に対して，

① 血管の走行異常が多く存在するため外側に作成するのは危険である

② 皮弁の栄養血管に脂肪組織をつけずに挙上することは攣縮をきたすため危険である

と誌上でコメントが述べられている．確かに①②とも SCIP flap を挙上する際に注意しなければならない重要な点である．さらに今回は全層植皮に近い薄さの皮弁である pure skin perforator flap が最も有用と思われる上肢に対する再建について述べたいと思う．

術　前

可能であれば造影 CT を用いて血管の走行を確認しておく．ただし CT の解像度は検出器の機能上 0.3 mm までしか検出できない．このため深枝と浅枝の分岐やある程度の方向を確認することに利用する．CT をもとにカラードップラーで細かい枝を確認する．近年のカラードップラーは非常に細い脈管まで確認が可能である．時間をかけて① SCIA の深枝と浅枝の分岐の詳細，② SCIA からの分枝の確認をしておく．特に②については前もって確認し，血管剝離の時に特に注意しておけば，thin flap とする時に心強い．

皮弁挙上

Acland らは，まず近位の大腿動脈を同定しそこから SCIA または SIEA の分岐部を同定して挙上していく，中枢側からの皮弁挙上を提唱していた[1]．これに対して，Hong らは，皮弁をまずデザインし浅筋膜下で皮弁を挙上していけばおのずと

[*1] Mitsunaga NARUSHIMA，〒514-8507　津市江戸橋 2 丁目 174　三重大学医学部形成外科，教授
[*2] Ryohei ISHIURA，同，助教
[*3] Kanako DANNO，同，助教
[*4] Kohei MITSUI，同，医員
[*5] Banda CHIHENA，同
[*6] Minami FUJITA，同，助教
[*7] Megumi FURUYA，〒270-0034　松戸市新松戸 1-380　新松戸中央総合病院形成外科
[*8] Isao KOSHIMA，〒734-8551　広島市南区霞 1-2-3　広島大学病院国際リンパ浮腫治療センター，特任教授

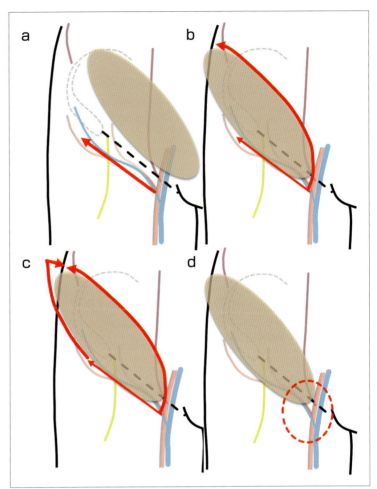

図 1.
a：鼠径靱帯に平行に下 1 cm で切開し，SCIV および SCIA を同定する．
b：頭側を切開して SIEA を確認しつつ皮弁に含めるかどうか最終決定する．
c：残りの部位を切開し，必要に応じて LICAP を同定し皮弁に含める．
d：顕微鏡下に血管茎の剝離（特に浅枝と深枝の交通枝など）

栄養血管が含まれて挙上できるとしている[2]．これに対して，我々はちょうど中間部位から皮弁を挙上している（図 1）．

鼠径靱帯と平行に尾側約 1 cm のところを内側は大腿動脈外側から，外側は上前腸骨棘付近まで切開する（図 1-a）．術前エコーによる走行確認を参考にまず浅腸骨回旋静脈を同定し，そのやや頭側皮下浅筋膜層にて SCIA 浅枝を同定する．この浅枝が見つからない，または細い場合には，深枝を探す．探す部位は上前腸骨棘内側 1 cm 尾側 1 cm 付近である．これらの詳細な解剖は，「SCIP flap のための解剖学」（吉松英彦，本誌 p. 1〜p. 5）の稿を見ていただきたい．この部分で大腿外側皮神経と交差した深枝が深筋膜を穿通する．穿通する部分を確認しそこから皮膚への分布を確認する．深枝はこの大腿皮神経を経由しているため，深枝を挙上する際にこの皮神経を切る必要がある．顕微鏡下に神経から血管を剝離して挙上することも可能であるが，大腿皮神経を深枝と交わる部分のみ数 mm 含めて切離してもよい．この場合，大腿皮神経の断端は軽く再接合しておくと術後の大腿外側の皮膚感覚の違和感は軽減される．深枝も見つからない場合には SIEA flap に切り替える．このため我々は次に皮弁の頭側を切開している（図 1-b）．SIEA flap は大腿動脈と平行に大腿動脈外側約 1 cm あたりを走る．大腿内側で鼠径靱帯上を探すと存在する．内側に存在するため皮弁の位置も内側に移動し血管茎は他の 2 つに比べて短くなる傾向にある．3 つの血管のうちどの血管を利用するかを決定したら，皮弁のデザインをその血管の位置に応じて調整し最終的な皮弁デザインを決定する（図 1-c）．大きい皮弁や確実に血行のよい皮弁を挙上したい場合にはこれら 3 本のうち 2 本，またはすべてが含まれるように皮弁を

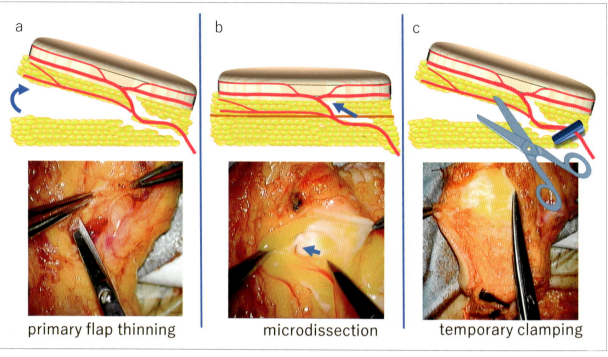

図 2. 超薄皮弁の作成手順（文献 3 から引用）
a：primary flap thinning（浅筋膜層での皮弁挙上）
b：microdissection（顕微鏡下での真皮への穿通枝（pure skin perforator）の同定）
c：temporary clamping（一時的な血管茎の駆血と脱脂術）

デザインしてもよい．デザイン後皮弁を薄く挙上したい場合には浅筋膜層で挙上する（図 2-a）．ここまでの挙上には電気メスを用いている．皮弁が挙上されたところで血管茎を挙上していく．血管茎の挙上時には先ほど挙上した皮弁をいったんバイクリルなどで固定して血管に無理な力が加わらないようにする．浅腸骨回旋静脈は浅腸骨回旋動脈の伴走静脈とは別に存在する 1～2 mm ほどの太さのある皮静脈である．皮弁にこの皮静脈が含められなかった場合には伴走静脈でも問題ないが，太さが 0.5 mm 前後になることが多く，できれば皮静脈を含めておいた方が吻合しやすい．

電気メスで血管周囲を剝離する場合には，電気メスの強さを 7～10 ほどに下げて行っている．また血管を完全に剝離してしまうと乾燥や攣縮が起きやすい印象があるため，わずかではあるが周囲被膜をできるだけ血管周囲につけて挙上する（図 1-d）．血管茎の長さを得るには，大腿動脈との分岐部まで剝離する．分岐部付近まで浅枝は浅筋膜層にあるが，最後の 1～2 cm のところで深部に入り深枝と合流することが多い．深枝と浅枝を 1 本の血管として吻合したい場合にはできるだけ大腿動脈分岐部まで剝離する．もし浅枝または深枝のみでよい場合には少し手前で血管を切離してもよい．また，この近位部の血管剝離操作は顕微鏡下に行った方が，細いコミュニケーションを見落とすことがない．

超薄皮弁の作成[3]

浅筋膜層で挙上すると 1～2 cm 厚みの皮弁が挙上される（図 2-a）．さらに薄い皮弁を挙上したい場合，まずは浅筋膜層で皮弁を挙上したのち脂肪面を表面にして周囲を糸で固定して脱脂術を行う．この際重要になるのが pure skin perforator（PSP）と呼んでいる血管である．PSP は真皮に穿通する血管を呼んでいる．この PSP は，いわゆる "perforator" と呼ばれる血管が筋肉および筋膜を穿通することを表して名付けられているのに対して，真皮を貫くところを血管茎の基部としている．真皮を貫いたのちこの穿通枝は真皮内に放射

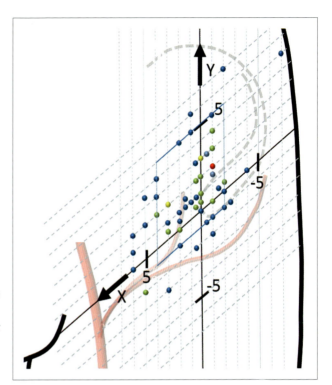

図 3.
PSP の穿通位置
X：鼠径靱帯上
Y：上前腸骨棘から頭尾側に平行線
青線($-2≦X≦4$, $-1≦Y≦5$ の中に PSP の 93.1%）
が存在している．
70 の PSP がそれぞれの部位にいくつ存在したかを
色で表す（青点 1，緑 2，黄色 3，赤 4）．
（文献 5 より引用）

状に血管網を持っており，これを含めることで例え真皮下の脂肪層を切除しても生着可能である．このPSPを含めることで，非常に薄い皮弁を挙上することが可能となる．

　このPSPを確認するのに重要な点は顕微鏡下で血管周囲の脂肪から血管を剝離していくことである[4]（図2-b）．この操作がこの手術の成否を決すると言っても過言ではない．血管剝離子と電気メスにて，真皮に入るところまで剝離する．血管は樹木のように末梢に行けばいくほど枝分かれしており，どの血管を剝離選択していくか悩むこともある．しかし中心部に太い血管が伸びており，これを選択していくことが多い．真皮直下から真皮下を 1～2 cm ほど水平に血管が走行してから真皮内を貫くことがあるので，しっかりと真皮に入るところまで確認することが重要である．真皮内に入るところを確認したら，そこまでの血管走行部にピオクタニンペンなどでマーキングをしてから脱脂術を行う．マーキングしておかないと脱脂術の際に誤って血管を損傷する可能性がある．この脱脂術の際に無血野を確保するのには，血管茎に一時的に血管クリップをかけておくこともある

（図 2-c）．脱脂術自体は 10 分程度なので血管クリップの駆血で特に問題となることはない．それよりも出血によって細いPSPを見失い，止血のためにPSPを誤って焼灼してしまうことが危険である．脱脂術は，メッツェン・曲剪刀を用いて少し大胆に切除する．脱脂術後，先ほどかけておいた血管クリップを開放して血流を確認する．血流確認後動静脈を切断して移植する．

PSP の位置[5]

　PSPは，上前腸骨棘から下方 1 cm で鼠径靱帯に平行に内側 4 cm 外側 2 cm，上方に 6 cm の平行四辺形の中に 93.1% の確率で存在している（図3）．このため，皮弁のデザインでこの領域を含めてデザインをすれば，ほぼ PSP にすることができる．残りの 6.9% の人では，それ以外の部位に太いPSPが存在している．術中剝離時，この変則的なPSPの位置に気が付くことが多いが，気が付かない場合でも，それより細いものは先ほどの領域に存在しているため，確認して利用すればよい．

＜PSPおよびSCIAを見つけられず誤って鼠径部から皮膚のみ挙上してしまった場合＞

その場合は，浅筋膜が挙上したものよりドナーサイトに残っている場合がある．挙上してしまった皮膚は skin graft として残しておき，その深層にある浅筋膜層を注意深く血管を含めた形で挙上する．もしそれも切除してしまっていたら浅下腹壁動静脈（SEA）を血管径とした浅筋膜を挙上する．これを先に血管吻合し，その表層に採取してしまった skin graft を被覆する．

＜PSPにしてはいけない症例＞

外傷直後，感染が懸念される症例の場合，真皮内の血行が炎症によって痛むとそれより表層の血管がないため，皮弁が壊死してしまう．このため外傷後急性期の場合，一期的にPSP皮弁を移植するのではなく脂肪層をつけて皮弁を移植することで脂肪層が感染を真皮内へ伝えることなく皮弁が生着できる．

＜サイズについて＞

よくどれくらいの大きさまで挙上できるか質問があるが，すべての部位をPSPにしなければならないような大きなサイズの皮弁はない．いままでは最大 90 cm² の PSP flap 挙上経験がある[5]．指先または耳後部，眼瞼などがこのPSPが必要とされる部位であるが，これらはそれほど大きなサイズを必要としない．手背についても少し厚みがあっても整容上そこまで問題にならない．このため現時点では指や耳後部，眼瞼などに移植するくらいのサイズは問題ないと言える．

Thin SCIP flap 症例

症例 1：28 歳，女性．両側手背部の熱傷（図 4，5）．

左手は表層のみで伸筋腱の可動制限なし（図 4-a）．右手はやや深く熱傷瘢痕による伸筋腱の可動制限あり（図 5-a）．このため左手は左鼠径部より全層植皮（図 4-b），右手は右鼠径部より SCIA-PSP flap にて再建を行った（図 5-b）．Snuff box にて血管吻合を行った．

術後経過順調で，植皮および皮弁は全生着した．血管吻合部周囲の余剰な皮膚脂肪切除術を追加し術後 2 年の状態でどちらも可動制限は認めない（図 4-c, 5-c）．左手植皮部の皮下静脈が透見できるのに対して，右手の PSP flap はやや厚みを認める．これが現時点での皮弁と植皮の違いと考える．ただ真皮下血管網付き植皮との比較はしていないため，もしかするとほぼ同等の厚みとなるのかもしれない．その点を考慮すれば，この PSP 皮弁は，皮弁としての生着機序と植皮としての生着機序の両方を併せ持つことができる．最近の論文では皮弁に対して 30 mmHg ほどの圧迫をかけることで死腔を減らし術後早期の浮腫軽減の可能性についても報告されている[6]．これを応用すればさらに様々な場面で安全な皮弁として使用が可能になる可能性がある．

症例 2：74 歳，女性[7]．母指動静脈奇形（図 6, 7）

前医にて母指切断を言われていた．当院にて母指温存再建を希望され受診（図 6-a, b）．母指動静脈奇形を母指基部から指尖部まで切除（図 6-c）．この際爪母と爪床を温存し切除した．右鼠径部より thin SCIP flap を挙上し被覆（図 6-d）．Snuff box にて血管吻合を行った．皮弁の基部は bulky であったため，後日切除を追加した．爪母については最近希望があれば温存している．ただし爪母の血流は thin flap からのみとなるため，形態が維持できる場合もあれば，今回のように肥厚して整容的には劣ることもある．しかし全く爪がないよりは心情としてはよい．この温存によって AVM が再発することは今のところ認めていない（図 7）．Thin flap として被覆することで，屈曲制限が防げるが，経験が少ない場合には IPJ の部分は薄くし，基部は厚みをつけて皮弁壊死のリスクを防ぎ，後日基部の厚みを修正してもよい（図 4）．皮弁の指被覆のコツとしては，考えているより少し薄くし，かつ皮弁も余裕を持たずに被覆する．骨や腱が被覆できているようならほかの部分は，一時的に人工真皮で被覆しておき，あとは自然に創閉鎖するのを待つ．そうすることによって，より

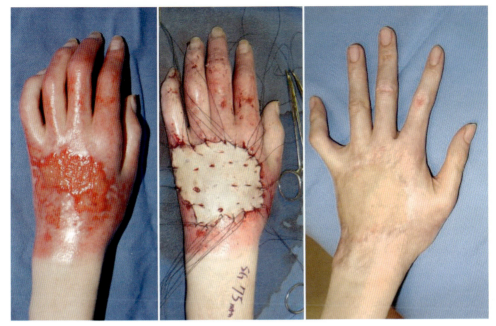

図 4. 症例 1：28 歳，女性．両手背熱傷
a：左手背熱傷の術前の状態
b：左手は伸筋腱の可動制限はないため，鼠径部より全層植皮
c：術後 2 年の状態

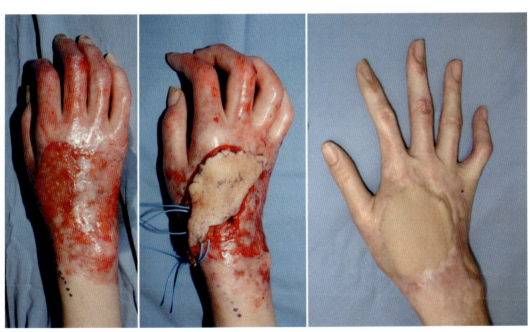

図 5. 症例 1：28 歳，女性．両手背熱傷
a：右手背熱傷の術前の状態
b：右手は伸筋腱の可動制限あり，PSP 皮弁にて被覆
c：術後 2 年の状態

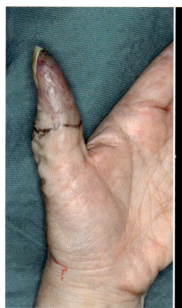
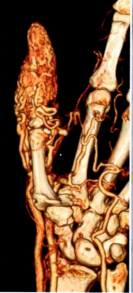
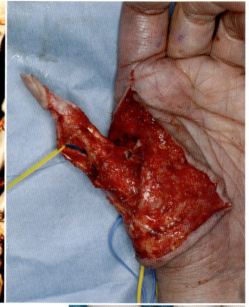
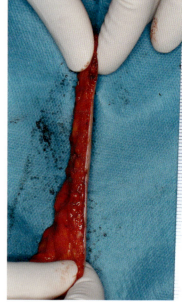

図 6.
症例 2：74 歳．母指 AVM
 a：切除前
 b：CTA
 c：切除術中
 d：partial PSP flap
（文献 7 より引用）

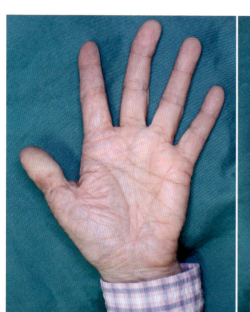
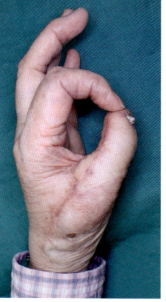

図 7.
症例 2
PSP 皮弁移植術後 1 年
母指は切断を免れている．
（文献 7 より引用）

自然な形態に落ち着く印象がある．特に指尖部は，基本的な形はある程度作成するが，先端は人工真皮を貼付し，あとは自然に閉鎖するのを待つことにしている．その方が自然な指尖部になる．

PSP 作成におけるトレーニング

鼠径部から採皮する際や，SCIP flap を挙上する際に，注意深く観察すると真皮直下の穿通枝を認めることがある．これを十分に観察し続けるだけでも，PSP を挙上する際に重要な経験となる．上司の挙上した後，鼠径部の創閉鎖している場合なども確認のチャンスである．

ぜひこういった機会があればまずはよく観察し，PSP flap に臨んでみていただきたい．

参考文献

1) Acland, R.：The free iliac flap. A lateral modification of the free groin flap. Plast Reconstr Surg.
64(1)：30-36, 1979.

2) Hong, J. P., et al.：A new plane of elevation：the superficial fascial plane for perforator flap elevation. J Reconstr Microsurg. 30(7)：491-496, 2014.

3) Narushima, M., et al.：Superficial circumflex iliac artery pure skin perforator-based superthin flap for hand and finger reconstruction. J Plast Reconstr Aesthet Surg. 69(6)：827-834, 2016.

4) Kimura, N., Saitoh, M.：Free microdissected thin groin flap design with an extended vascular pedicle. Plast Reconstr Surg. 117(3)：986-992, 2006.

5) Narushima, M., et al.：Pure skin perforator flaps：The anatomical vascularity of the superthin flap. Plast Reconstr Surg. 142(3)：351e-360e, 2018.

6) Suh, H. P., et al.：Is Early Compression Therapy after Perforator Flap Safe and Reliable? J Reconstr Microsurg. 35(05)：354-361, 2019.

7) 成島三長ほか：【手・指・爪の治療の診断と治療戦略】手指の血管腫・血管奇形の外科治療．PEPARS. 149：62-70，2019.

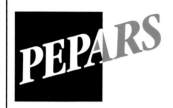

◆特集/穿通枝皮弁をあやつる!―SCIP flap を極める編―

リンパ浮腫に対する SCIP flap 移植術
―リンパ節移植術(LNT)・リンパ管移植術(LVT)と
リンパ管間置移植術(LIFT)―

山本　匠[*1]　山本奈奈[*2]　景山貴史[*3]
坂井勇仁[*4]　布施佑馬[*5]　十九浦礼子[*6]

Key Words : リンパ浮腫(lymphedema), 浅腸骨回旋動脈穿通枝皮弁(superficial circumflex iliac artery perforator flap ; SCIP flap), リンパ節移植術(lymph node transfer ; LNT), リンパ管移植術(lymphatic vessel transfer ; LVT), リンパ管間置移植術(lymph-interpositional flap transfer ; LIFT)

Abstract　リンパ浮腫はリンパ循環異常による難治性・進行性の浮腫疾患であり，リンパ流閉塞という病態生理に基づいたリンパ再建手術が重要となる．保存療法抵抗例・リンパ管細静脈吻合(lymphati-covenular anastomosis ; LVA)抵抗例では，リンパ節移植術(lymph node transfer ; LNT)，リンパ管移植術(lymphatic vessel transfer ; LVT)，およびリンパ管間置移植術(lymph-interpositional flap transfer ; LIFT)が有用である．腸骨・鼠径領域にはリンパ流軸性に解剖学的変異が少なく，集合リンパ管・リンパ節が豊富にあるため，浅腸骨回旋動脈穿通枝(superficial circumflex iliac artery perforator ; SCIP)皮弁を用いることで LNT・LVT・LIFT が容易に行える．SCIP-LNT 採取後にドナー下肢・陰部リンパ浮腫のリスクがあるため，ICG リンパ管造影によるナビゲーションを行うことが安全性を確保する上で重要である．

はじめに

リンパ浮腫はリンパ循環異常による進行性・難治性の浮腫疾患であり，浮腫による形態変化のみならず，局所免疫能低下による蜂窩織炎や，長期罹患による脈管肉腫(Stewart-Treves 症候群)の発症リスクがあり，適切な治療を早期に行うことが重要である．圧迫療法が治療の要であるが，リンパ流閉塞という循環異常は改善されない．圧迫療法は対症療法のため生涯にわたる治療が必要であり，圧迫療法抵抗例も多く，さらなる外科治療が必要となる．

もともとリンパ流は静脈角で静脈系に合流するため，リンパ流閉塞部位より遠位でリンパ管を静脈にバイパスする古典的リンパ管静脈吻合術またはリンパ管細静脈吻合術(lymphaticovenular anastomosis ; LVA)が病態生理に基づいた治療として開発された．古典的吻合術は，"吻合"とは名ばかりでリンパ管を太い静脈に"挿入"する術式であるため血栓閉塞率が高く深部静脈血栓・肺塞栓のリスクもあった．LVA では細い静脈に内皮同士が接合するように文字通り"吻合"するため，血

[*1] Takumi YAMAMOTO, 〒162-8655　東京都新宿区戸山 1-21-1　国立国際医療研究センター形成外科, 診療科長/国際リンパ浮腫センター, センター長
[*2] Nana YAMAMOTO, 国立国際医療研究センター, 招聘医
[*3] Takashi KAGEYAMA, 国立国際医療研究センター形成外科, レジデント
[*4] Hayahito SAKAI, 国立国際医療研究センター形成外科, フェロー
[*5] Yuma FUSE, 国立国際医療研究センター形成外科, フェロー
[*6] Reiko TSUKUURA, 国立国際医療研究センター形成外科, 常勤医

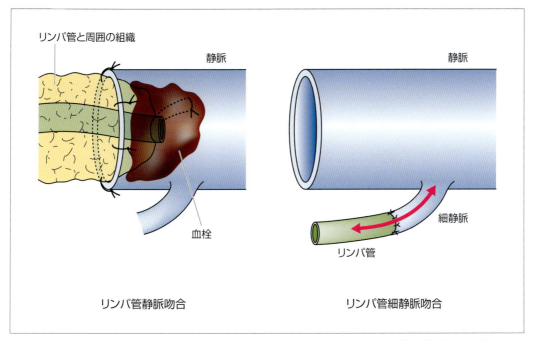

図 1. 古典的リンパ管静脈吻合術(左)と supermicrosurgery によるリンパ管細静脈吻合術(右)
古典的吻合術では血栓形成が不可避である.

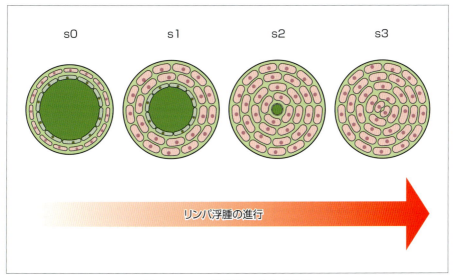

図 2. リンパ管硬化の重症度分類
s0:壁が薄く透明
s1:壁が厚くなり白みがかっているが伸展性がある(拡張できる).
s2:壁が厚く伸展性がないが内腔が視認できる.
s3:壁が厚く内腔が視認できない.

栓閉塞率が低くバイパス効果も高くなり,低侵襲で効果的なリンパ外科治療として世界中で広まりつつある(図1).

しかし,リンパ浮腫が進行するとリンパ管の内皮・中膜が変性・硬化し(リンパ管硬化),リンパ管内腔を流れるリンパ流量が少なくなっていくため,LVA のバイパス効果もなくなってしまう(図2).リンパ管硬化を伴う進行したリンパ浮腫例では LVA 抵抗性となるため,リンパ循環改善のためには別の部位からリンパ輸送能が保たれたリン

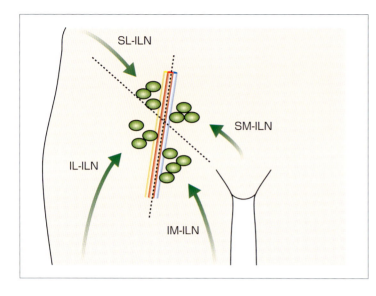

図 3.
リンパ流の観点からの鼠径リンパ節(ILN)の分類
SL-ILN：上外側 ILN
IL-ILN：下外側 ILN
SM-ILN：上内側 ILN
IM-ILN：下内側 ILN

パユニットを移植する必要がある．腸骨・鼠径領域は豊富にリンパ組織があるため，浅腸骨回旋動脈穿通枝(superficial circumflex iliac artery perforator；SCIP)flap としてリンパ組織が採取しやすい(図3)．詳細なデータ・臨床経過などについては既に発表された論文に記載されているため，本稿では，SCIP flap を用いたリンパ節移植(lymph node transfer；LNT)，リンパ管移植術(lymphatic vessel transfer；LVT)，リンパ管間置移植術(lymph-interpositional flap transfer；LIFT)によるリンパ再建のコンセプトと手術手技に焦点をあてて概説する．

SCIP リンパ節移植術(SCIP-LNT)

SCIP に栄養されるリンパ節を含む皮弁・脂肪弁移植術である．LVA 抵抗性の上肢リンパ浮腫に用いられることが多いが，原発性片側性下肢リンパ浮腫にも用いられる．骨盤リンパ節郭清後の二次性下肢リンパ浮腫では，たとえ"片側性"であったとしても，健側でも中枢のリンパ流が骨盤で途絶しているため SCIP-LN 弁を採取すべきではない(健側下肢のドナーリンパ浮腫リスクが高いため)．

1．採取に適したリンパ節の選択

深筋膜上にある浅鼠径リンパ節(inguinal lymph node；ILN)はリンパ流の観点から，大きく上外側 ILN(supero-lateral ILN；SL-ILN)・上内側 ILN(supero-medial ILN；SM-ILN)・下外側 ILN(infero-lateral ILN；IL-ILN)・下内側 ILN(infero-medial；IM-ILN)の4つに分けられる(図3)．IM-ILN は下肢リンパ流をドレナージする最も重要なリンパ節のため，必ず温存しなければならない．また，ほとんどの報告で無視されているが，SM-ILN は陰部リンパ流をドレナージするリンパ節のため，SCIP もしくは浅下腹壁動脈を茎として SM-ILN を採取する場合は，陰部リンパ浮腫のリスクがあることを銘記すべきである．

したがって，ドナーリンパ浮腫の発症リスクが低く安全に採取できるのは SL-ILN と IL-ILN である．どちらも SCIP，特に SCIA 浅枝に栄養されることがほとんどであるが，稀に SCIA 深枝にも栄養されることがある．フリースタイルでの SCIP flap 挙上に慣れていない場合は，術前 CT やエコーでリンパ節と血管の位置関係を把握しておくとよい．

2．ICG リンパ管造影ナビゲーション下のflap 挙上

IM-ILN と SM-ILN を温存することが重要であるため，reverse mapping によりこれらをマーキングして術中ナビゲーションも併用して必ず温存する．放射線マーカーとガンマプローブを用いる方法もあるが，筆者は簡便な ICG reverse mapping(ICG-RM)を用いている．術直前に手術室で下肢と陰部に ICG を皮下注射して ICG-RM を行

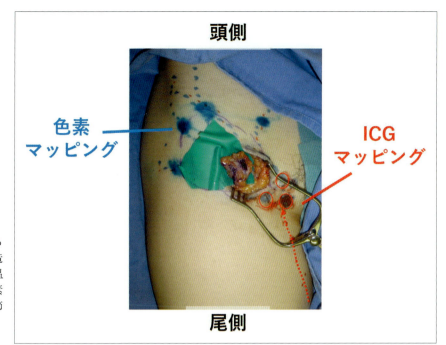

図 4.
ICG リンパ管造影と色素による double mapping. ICG リンパ管造影による reverse mapping で温存すべきリンパ節を同定し，色素で SCIP flap に含まれるリンパ節を染色する．

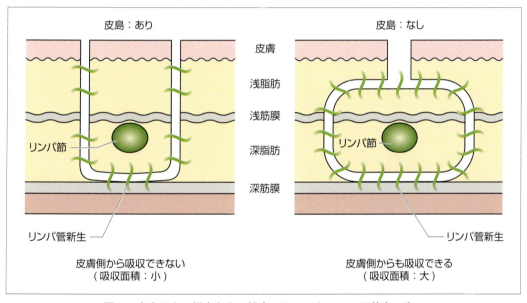

図 5. 皮島がある場合とない場合のリンパドレナージ効率の違い
皮島がない場合の方が接触面積が広くドレナージ効率がよい．

い，術中にも蛍光造影された IM-ILN と SM-ILN を剝離しないよう注意して ILN 弁を挙上する(図 4)．

ICG-RM・術前エコーなどで温存すべき SM-ILN と IM-ILN をマーキングしたら，それらより外側の部位に鼠径靱帯に沿った皮切ラインから ILN 弁を挙上する．ドセタキセルによる化学療法などで手関節に可動域制限がある場合や皮膚潰瘍がある場合は，拘縮解除や欠損部の再建ができる

よう皮弁として移植する必要があるが，そうでない場合は脂肪弁として移植するのがよい．LNT ではリンパ節弁と周囲脂肪組織との接着面積が大きい方が効率的にリンパドレナージされるためで，皮島を含めて挙上した場合でも denude して移植した方が治療効果が高い(図 5)．

血管茎となる SCIP (通常は SCIA 浅枝)を剝離する際に，近くに flap に含まれる ILN からの輸出

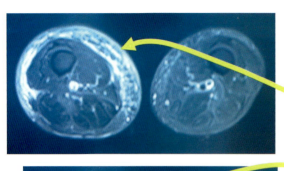
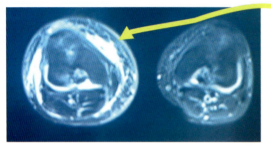
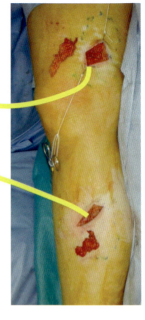

図 6.
最も浮腫がひどい場所に移植する.
（MRIであればT2WI highの部位）

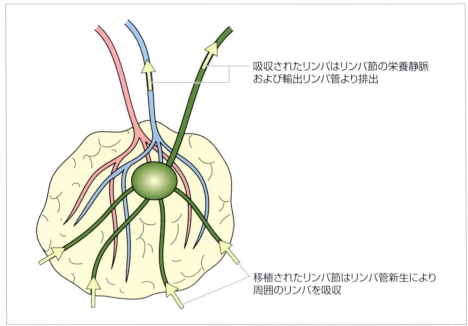

図 7. LNTの作用機序とELVAの役割
移植されたリンパ節に吸収されたリンパ液の半分程度は，リンパ節静脈吻合を介して静脈系へドレナージされる．残りのリンパ液をドレナージするにはELVAが必要である．

リンパ管(efferent lymphatic vessel : ELV)があれば，移植時に輸出リンパ管吻合(ELV anastomosis : ELVA)ができるように7-0ナイロンなどで結紮してマーキングしておくとよい(挙上時にマーキングしておかないと，吻合する時に見つけ出すのは困難なことが多い)．輸入リンパ管→ILN→ELVというリンパユニットが広く移植部位で配置されるよう，塊状ではなく輸入リンパ管と周囲の脂肪組織がシート状になるよう採取するのが理想的である．

3．穿通枝吻合±ELVA

LNTは移植された部位でリンパ循環が改善するため，あまり離れた部位では効果が低くなる．最も浮腫がひどい部位に移植するのが好ましいた

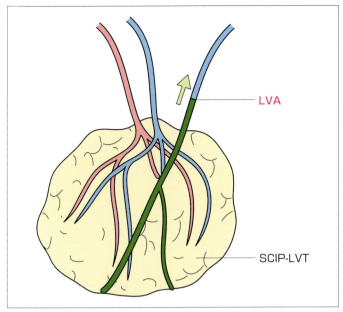

図 8. LVT の作用機序
移植されたリンパ管に吸収されたリンパ液は，LVA を介しての
み静脈系へドレナージされる(矢印).

め，浮腫がひどい場所で穿通枝を探してレシピエントとして用いる(図6). SCIP とレシピエント血管で perforator-to-perforator 吻合を行う．Flap 血流が良好であることを確認したら，ELVA を行う．ELV は flap 内もしくはレシピエント部の同程度に細い静脈に端々吻合する．ELVA の吻合手技自体は通常の LVA と変わりないが，リンパ浮腫肢のリンパ管と異なり完全に正常なリンパ管のため，壁が極めて薄いことがほとんどである．

LNT では血管吻合のみでもリンパドレナージ効果が期待できるが，可能な限り ELVA を行った方が良い．移植されたリンパ節に吸収されたリンパ液は，半分程度がリンパ節のドレナージ静脈に流れるが，残りは ELV に流れるからである(図7). ELVA なしでは，ELV でリンパがうっ滞することになり，移植されたリンパ節の機能が徐々に廃絶していくと考えられる．

前述の通り，flap と周囲組織の接触面積がなるべく広くなるように flap を広げて死腔ができないよう軽く 3-0 vicryl などで固定する．Flap が圧迫されないように，移植前にレシピエント部ではしっかりと移植スペースを確保しておくことが重要である．

SCIP リンパ管移植術(SCIP-LVT)

SCIP に栄養されるリンパ管を含む皮弁・脂肪弁移植術である．LNT 同様に LVA 抵抗例で用いられるが，良好なドレナージ機能をもつリンパ節が含まれない分 LNT に治療効果が劣るため，基本的には SCIP-LNT のバックアップとして行うことがほとんどである(LNT に適した SL-ILN や IL-ILN がない場合など)．

LNT では血管吻合だけの移植でも効果が期待できるが，LVT では移植しただけではうっ滞したリンパは移植されたリンパ管を通過してレシピエント部にとどまるだけなので効果がない．LVT では移植したリンパ管を用いて LVA を行う必要があるため，挙上の時点でリンパ管を確保・マーキングして LVA がすぐにできるようにしておくか，挙上時に flap 内で LVA をしておくとよい(図8).

正常なリンパ流を有する部位まで flap を間置できる場合は，後述の LIFT が可能である．

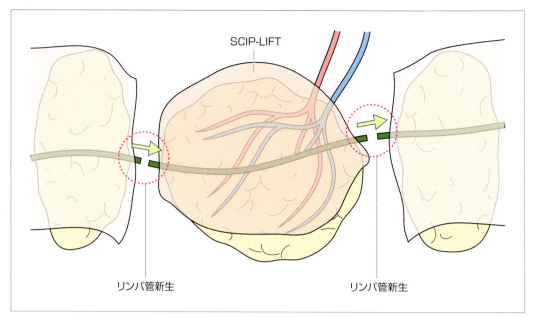

図 9. LIFT の作用機序
移植された flap 内のリンパ管に吸収されたリンパ液は,リンパ管新生を介して正常なリンパ流をもつリンパ管へドレナージされる(矢印).

リンパ管間置移植術
(lymph-interpositional flap transfer；LIFT)

皮弁内に含まれるリンパ管を,レシピエントの末梢のリンパ管(うっ滞したリンパ流)と中枢のリンパ管(正常なリンパ流)の間に配置させることでリンパ再建を行う移植術である(図 9).外傷や腫瘍切除術でリンパ管もろとも皮膚・軟部組織欠損が生じた場合に有用な治療法で,リンパ管の配置を考慮する以外は基本的な遊離皮弁移植と同様に行えるため,LNT のようにリンパ節採取によるドナーリンパ浮腫のリスクも少なく,LVT・LVA のようなスーパーマイクロサージャリーによるリンパ管吻合の必要がない.

1.LIFT のコンセプト

切断組織再接着では血管吻合のみでリンパ管吻合は行われないにもかかわらず,再接着組織のリンパ浮腫を認めることはほとんどない.これは,切断された組織のリンパ管と再接着される部位のリンパ管が近い部位に配置されているからで,同様の現象は遊離皮弁移植においても"リンパ管がうまく配置された"場合に観察されている.すなわち,リンパ流の方向(リンパ軸性)があっている状態でリンパ管断端が瘢痕組織の介在なく十分に近く配置されている場合は,創傷治癒過程のリンパ管新生のみでリンパ管同士が繋がり,外科的にリンパ管吻合を行わなくてもリンパ流が再建される(図 10).

2.組織欠損例における SCIP-LIFT

LIFT に用いる flap は全身どこからでも挙上できるが,詳細なリンパ管の走行を把握しておく必要があるため,基本的には ICG リンパ管造影によるリンパ管マッピングが必要である(flap ドナーとレシピエント両部位において).しかし,SCIP flap で挙上される腸骨・鼠径領域は解剖学的に安定しているため,レシピエントにおけるリンパ管欠損部位が予想できる場合は,ICG リンパ管造影なしでも施行可能である(図 11).

通常の SCIP 皮弁を挙上した場合,SCIA 浅枝の走行と逆方向で浅筋膜近くの深さを走行するリンパ管が含まれる.LIFT で用いられる集合リンパ管は基本的には浅筋膜下にみられるが,腸骨領域では浅筋膜上を走行することも多い.四肢の主要リンパ経路が欠損している症例では,SCIP flap の遠位を四肢末梢側のリンパ管断端の近くに,flap 近位を四肢中枢側のリンパ管断端の近くに配置さ

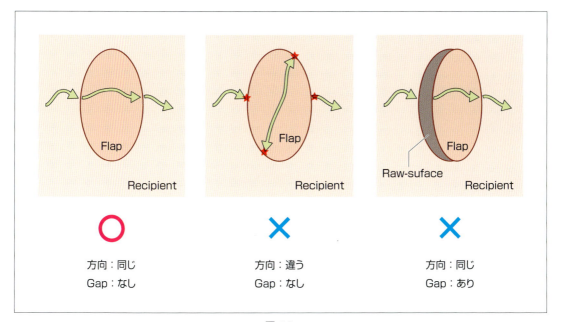

図 10.
皮弁(脂肪)内のリンパ管断端と,レシピエント部のリンパ管断端の間に瘢痕組織がなく,十分に近く配置されればリンパ管新生によりリンパ流が再建される.

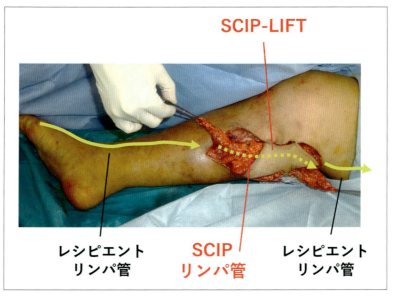

図 11. SCIP-LIFT の配置例
移植部位と flap の Lymph-Axiality が合うように配置させる.

せることで,リンパ流を再建できる.リンパ管断端同士が 2 cm 以内に配置されるよう,脂肪組織を 3-0 vicryl で 2 針程度固定するだけで十分である.当然ながら,レシピエント血管が欠損部の中枢側にないとこのような配置ができないため,SCIP-LIFT によるリンパ再建はできない.

3.乳癌術後上肢リンパ浮腫に対する SCIP-LIFT

乳癌術後の二次性上肢リンパ浮腫では腋窩郭清により腋窩部でのリンパ組織が欠損している.上腕近位で途絶したリンパ流を,大胸筋下の中枢リンパ流もしくは胸骨上にある対側腋窩に向かうリンパ流につなげてあげることで上肢リンパ浮腫が

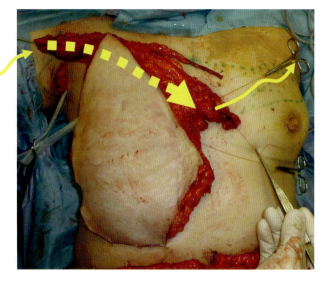

図 12. 乳癌術後上肢リンパ浮腫例に対する DIEP/SCIP-LIFT による乳房・リンパ再建

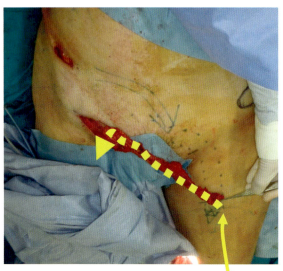

図 13. 原発性片側性下肢リンパ浮腫に対する対側有茎 SCIP-LIFT

治療できる．ICG リンパ管造影で上記リンパ流の範囲・位置を把握して，SCIP flap 内のリンパ管が間置されるよう配置する．DIEP flap などによる乳房再建と同時に行う場合は，DIEP-SCIP の連合皮弁として挙上して胸骨上に SCIP flap の中枢側（リンパ管下流端）を配置してもよいが，体格によっては SCIP flap のリンパ管弁部分が上腕から胸骨上まで届かないこともある（図 12）．その場合は SCIP flap を DIEP flap から切り離して，上腕から大胸筋下に配置するとよい．

4. 片側性下肢・陰部リンパ浮腫に対する SCIP-LIFT

片側性下肢もしくは陰部リンパ浮腫で，対側リンパ流が正常な場合は有茎 SCIP-LIFT で治療できる．対側 ILN を pivot point として，SCIP リンパ管 flap を挙上し，下腹部の皮下トンネルを通して患部に flap 先端を配置させる（図 13）．陰部であれば間違いなく届くが，下肢リンパ浮腫の場合は注意が必要である．Flap 先端が ICG リンパ管造影で dermal backflow を認める領域の皮下まで届かなければならないため，腸骨領域（臍レベル）から ILN に至るリンパ管の長さと患肢の dermal backflow の広がりを確認しておく．

骨盤リンパ節郭清後などの二次性リンパ浮腫では，たとえ臨床的には片側性リンパ浮腫であっても，対側のリンパ流も正常とは言えないため（より中枢のリンパ流が閉塞しているため），本法は行わない方がよいであろう．

まとめ

SCIP flap はドナー採取部の犠牲が少なく創瘢痕が下着に隠れ整容的にも優れている．血管茎が小さめなのと，血管解剖に変異が多く（特に SCIA 浅枝）フリースタイルに近い脂肪内剝離が要求されることが難点とされるが，慣れると最も簡便・短時間で組織移植手術が可能な極めて有用な flap である．

LVA 抵抗性のリンパ浮腫では LNT・LVT・LIFT などのリンパ組織移植術が必要となり，いずれのリンパ組織移植術においても SCIP flap は有用なオプションとなるが，リンパ浮腫の病態に応じて適切な治療法を選択しなければならない．SCIP flap 採取後のドナーリンパ浮腫を防ぐため，特に SCIP-LNT の場合は，ICG-RM を用いて IM-ILN・SM-ILN を温存することが肝要である．

謝　辞

原稿執筆にあたりご協力いただいた山本りこ，山本瑞希，各氏に感謝致します．

参考文献

1) Yamamoto, T., et al.：Lymph flow restoration after tissue replantation and transfer：importance of lymph axiality and possiblity of lymph flow reconstruction using free flap transfer without lymph node or supermicrosurgical lymphatic anastomosis. Plast Reconstr Surg. **142**(3)：796-804, 2018.
   Summary　LIFT のコンセプトとなる"リンパ軸性"(Lymph Axiality)の重要性を報告．スーパーマイクロサージャリーによるリンパ管吻合やリンパ節移植なしにリンパ再建手術ができる Lymph-Axiality-Based flap(＝LIFT)を提唱．

2) Yamamoto, T., et al.：Quadruple-component superficial circumflex iliac artery perforator (SCIP) flap：a chimeric SCIP flap for complex ankle reconstruction of an exposed artificial joint after total ankle arthroplasty. J Plast Reconstr Aesthet Surg. **69**(9)：1260-1265, 2016.
   Summary　足部複雑再建に対するキメラ型 SCIP-LNT による治療の報告．縫工筋で露出した人工関節の被覆，深筋膜で伸筋支帯の再建，脂肪弁で腱癒着防止，リンパ節でリンパ浮腫予防しつつ複雑組織欠損の再建を行った．

3) Yamamoto, T., et al.：Complete lymph flow reconstruction：a free vascularized lymph node true perforator flap transfer with efferent lymphaticolymphatic anastomosis. J Plast Reconstr Aesthet Surg. **69**(9)：1227-1233, 2016.
   Summary　輸出リンパ管吻合を伴う LNT において，実際に移植されたリンパ節がリンパを吸収し，吻合された輸出リンパ管を通してうっ滞したリンパがドレナージされることを立証した．

4) Yamamoto, T.：Impact of lower extremity dysmorphia on lymphedema patients' quality of life. Plast Reconstr Surg. **143**(4)：896e-897e, 2019.

5) Yamamoto, T., et al.：Optimal sites for supermicrosurgical lymphaticovenular anastomosis：an analysis of lymphatic vessel detection rates on 840 surgical fields in lower extremity lymphedema. Plast Reconstr Surg. **142**(6)：924e-930e, 2018.

6) Yamamoto, T., et al.：Lymphedema quality of life score(LeQOLiS)：A simple method for evaluation of subjective symptoms in extremity lymphedema patients. Plast Reconstr Surg. 2018 Aug 14[epub ahead of print]

7) Brahma, B., Yamamoto, T.：Breast cancer treatment-related lymphedema(BCRL)：an overview of the literature and updates in microsurgery reconstruction. Eur J Surg Oncol. 2019 Jan 4 [epub ahead of print]
   Summary　乳癌術後リンパ浮腫における診断・治療法が概説されている．

8) Yamamoto, T., et al.：Lower extremity lymphedema index：a simple method for severity evaluation of lower extremity lymphedema. Ann Plast Surg. **67**(6)：637-640, 2011.

9) Yamamoto, T., et al.：Upper Extremity Lymphedema(UEL)Index：A Simple Method for Severity Evaluation of Upper Extremity Lymphedema. Ann Plast Surg. **70**(1)：47-49, 2013.

10) Yamamoto, T., et al.：Possible optimal donor site for multiple lymph node transfers. J Am Coll Surg. **226**(2)：202-203, 2018.

11) Yamamoto, T., et al.：Characteristic indocyanine green lymphography findings in lower extremity lymphedema：the generation of a novel lymphedema severity staging system using dermal backflow patterns. Plast Reconstr Surg. **127**(5)：1979-1986, 2011.
   Summary　ICG リンパ管造影における典型的な所見を分類し，病態生理に基づいた ICG リンパ管造影重症度分類の世界初の報告．

12) Yamamoto, T., et al.：Indocyanine green(ICG)-enhanced lymphography for upper extremity lymphedema：a novel severity staging system using dermal backflow(DB) patterns. Plast

Reconstr Surg. **128**(4)：941-947, 2011.

13) Yamamoto, T., et al.：The earliest finding of indocyanine green (ICG) lymphography in asymptomatic limbs of lower extremity lymphedema patients secondary to cancer treatment：the modified dermal backflow (DB) stage and concept of subclinical lymphedema. Plast Reconstr Surg. **128**(4)：314e-321e, 2011.

14) Yamamoto, T., et al.：Indocyanine green (ICG)-enhanced lymphography for evaluation of facial lymphoedema. J Plast Reconstr Aesthet Surg. **64**(11)：1541-1544, 2011.

15) Yamamoto, T., et al.：Indocyanine green velocity：Lymph transportation capacity deterioration with progression of lymphedema. Ann Plast Surg. **71**(5)：591-594, 2013.

16) Yamamoto, T., et al.：Lymphatic vessel diameter in female pelvic cancer-related lower extremity lymphedematous limbs. J Surg Oncol. **117**(6)：1157-1163, 2018.

17) Yamamoto, T., et al.：Lambda-shaped anastomosis with intravascular stenting method for safe and effective lymphaticovenular anastomosis. Plast Reconstr Surg. **127**(5)：1987-1992, 2011.

18) Yamamoto, T., et al.：Factors associated with lymphosclerosis：an analysis on 962 lymphatic vessels. Plast Reconstr Surg. **140**(4)：734-741, 2017.

Summary　LVA抵抗性となる原因の"リンパ管硬化"に関連する因子を多変量解析により明らかにした.

19) Yamamoto, T., et al.：Localized arm volume index：a new method for body type—corrected evaluation of localized arm lymphedematous volume change. Ann Plast Surg. **79**(4)：390-392, 2017.

20) Yamamoto, T., et al.：Localized leg volume index：a new method for body type—corrected evaluation of localized leg lymphedematous volume change. Ann Plast Surg. **80**(1)：64-66, 2018.

21) Yamamoto, T.：Onco-Reconstructive Supermicrosurgery. Eur J Surg Oncol. 2019 Jan 9 [epub ahead of print]
Summary　スーパーマイクロサージャリーによる各種再建手術のレビュー. Lymph-Axiality-Based flap として LIFT の臨床応用についても述べられている.

22) Yamamoto, T., et al.：Simultaneous multi-site lymphaticovenular anastomoses for primary lower extremity and genital lymphoedema complicated with severe lymphorrhea. J Plast Reconstr Aesthet Surg. **64**(6)：812-815, 2011.

23) Yamamoto, T., et al.：Factors associated with lower extremity dysmorphia caused by lower extremity lymphedema. Eur J Vasc Endovasc Surg. **54**(1)：126, 2017.

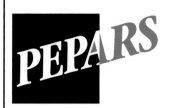

◆特集/穿通枝皮弁をあやつる!─SCIP flap を極める編─

SCIA 内側枝(浅枝)による SCIP flap の最も簡単で安全な挙上法

Hyunsuk Suh* 訳:成島三長

Key Words: SCIA flap, 皮弁挙上(flap elevation), 内側枝(medial branch), 浅枝(superficial branch), 浅腸骨回旋動脈穿通枝皮弁(superficial circumflex iliac artery perforator flap; SCIP flap)

Abstract 内側枝(浅枝)SCIP flap を用いた安全で簡便な挙上法についてそのコツと注意点を述べる.

はじめに

軟部組織再建に対する遊離皮弁には多くの選択肢があるが,その選択肢の中で,anterolateral thigh(ALT)flap は十数年にわたって最も好ましい選択肢の1つであった.ALT flap には以下の通り,多くの利点がある.

- 仰臥位での挙上
- 知覚皮弁にできること
- 筋体を含めて挙上でき,25×35 cm までの大きい皮弁が挙上できること
- さらには一次閉鎖できれば,ドナーの瘢痕も許容範囲であること

しかし,植皮による創閉鎖の場合は瘢痕がひどく,時に,特にアジア系では肥厚性瘢痕を引き起こすこともある.また,上肢や下肢の欠損症例の再建の場合には,ALT flap では厚すぎる場合がある.

2004年の光嶋ら[1]による浅腸骨回旋動脈穿通枝皮弁((SCIP)flap)の報告以降,SCIP flap は多くの軟組織再建に対する ALT flap の次の選択肢と言われてきた.SCIP flap は ALT flap に比べて薄く,傷跡が少ない.血管茎の剝離の際に,筋内操作が必要ない,という利点がある.

本稿では,我々が以前に報告してきた[2)~4)]様々な SCIP flap の適応と術式を踏襲しつつ,鼠径部からの皮弁挙上法についての実際とそのコツを述べる.特に,内側枝を使用することの利点を説明し,SCIA 内側枝の解剖学的所見について,また皮弁のための静脈,皮弁の簡単なデザイン方法,および SCIP flap に関する諸問題について解説する.

SCIP flap のための SCIA の内側枝と静脈の解剖

SCIP flap は,まだ ALT flap または DIEP flap のような理想的な皮弁ではない.その理由の1つは,鼠径部の血管構造の解剖学的複雑さと多様性にある.SCIA からは派生した2つの主要な分岐がある.1つは外側枝(深枝)で,SCIA から分岐後,外側に深く筋膜下を走行し,薄筋近傍の筋膜を穿通する.通常,外側枝は鼠径靱帯に平行にそれより尾部を走行する.もう一方は内側枝(浅枝)で外側枝(深枝)よりも内側を走行する.この分枝は外側枝(深枝)よりも浅層を走行するので,浅枝とも呼ばれる(図1).内側枝(浅枝)は,SCIA 分岐部から0~3 cm 外側で深筋膜を穿通する[4].深筋膜を穿通した後,すぐに浅筋膜も穿通し,その後,上前腸骨棘(ASIS)に向かって走行する.通常,浅枝はちょうど鼠径靱帯に平行にその頭側を走行す

---

* Hyunsuk SUH, Department of Plastic Surgery, Asan Medical Center

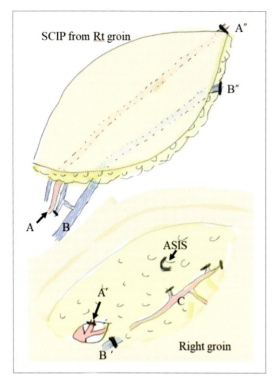

図 1. 皮弁挙上の概略図
A：皮弁を軸方向に走行する浅腸骨回旋動脈（SCIA）の内側枝（浅枝）
A'：A 結紮後の端
A"：内側枝遠位端
B：SCIA の内側枝の伴走静脈と合流後の皮静脈
B'：結紮後の皮静脈の端
B"：皮弁の外側端にある皮静脈断端
C：皮弁挙上後，創面に温存されたの SCIA の深枝
ASIS：上前腸骨棘

る．以前の CT 解析についての報告では，50％近くには axial pattern タイプの内側枝（浅枝）が存在しないと述べてきた[4]．しかし，臨床においては，より高い頻度で axial pattern を認めることがあり，これは内側枝が細すぎて静脈と画像上分離できなかったか，または静脈と同じ走行をしており，術前画像では内側枝が認められなかったと考えられていた．しかし，最近，我々はより多くの症例をカラードップラーを用いて精査し[5]，その結果，80～90％以上で axial pattern が見つかるのではないかと考えている．

静脈に関しては，複数の静脈が鼠径部を網羅している．我々が使用する主な静脈は皮静脈および SCIA の伴走静脈である．通常，それらは別個のものであるが，伴走静脈が皮静脈であることがある．皮静脈は，鼠径部の皮弁全体を覆う主要な血管である．この静脈は，脂肪層において内側枝（浅枝）の尾側 1～3 cm 走行し，ほとんどすべての場合，皮静脈は脂肪層に位置する伏在静脈に合流する．伴走静脈は動脈よりも細く，大腿静脈に直接流入する．しかし，大腿静脈に合流する前に，1，2 本の交通分岐を認める．吻合静脈の太さに応じて，どの静脈を使用するかを選択することができる．我々は，皮弁内に皮静脈を含み，それが伴走静脈の 1 つと合流するところより近傍で静脈を切離し，1 本の静脈として挙上するのが望ましいと考えている．

内側（浅）枝を用いた SCIP flap の利点

- 筋肉内剝離なし
- 血管茎の動脈径が太い
- 皮静脈が皮弁に入る点の近くで動脈が皮弁内に入る
- SCIA は皮弁内の浅層に存在
- Axial pattern となっている
- 短く最小限の深層剝離のみ必要
- リンパ節の損傷を最小限にできる

脂肪層のみを走行する SCIA の浅枝は，筋肉内剝離がなく，比較的短時間で手術を終えることができる（図 2）．浅枝（内側枝）からの分枝は ×3.5～×4 のルーペ下で容易に識別できるほど太い．深枝と比較すると，血管壁の厚さは厚く，口径は大きい．内側枝（浅枝）は，大腿動脈の外側 0～3 cm で浅筋膜層に入り，また，皮静脈は，頭側に向かって，鼠径部靱帯の外側 0～3 cm で大腿動脈と交差する．この対応する解剖によって灌流のよい皮弁をデザインすることが容易になり，また，内側枝（浅枝）が外側枝（深枝）よりも浅層を走行するため，薄い皮弁を作成することができる．皮弁挙上時，浅筋膜下にのみ浅層リンパ節を認めるので，リンパ節への分枝は一部切離される可能性があるが，周囲組織の大部分はリンパ節ととも

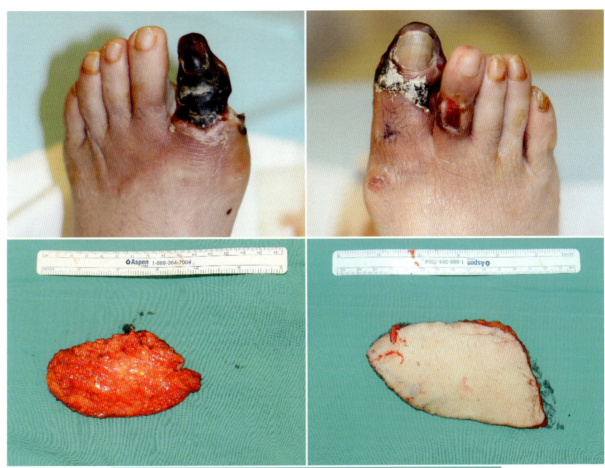
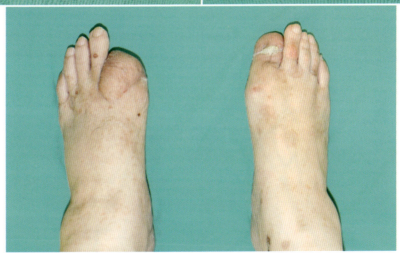

図 2. 両側母趾糖尿病性潰瘍の再建のための両側 SCIP flap
手術は，デブリードマンおよび母趾切断を含めて 6 時間以内に終了

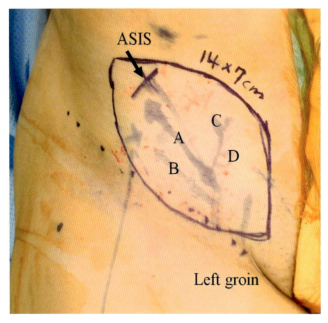

図 3.
左内側枝(浅枝)を用いた浅腸骨回旋動脈穿通枝(SCIP) flap の一般的なデザイン
皮弁の下縁は鼠径皮線上にある.
　A：大腿動脈から分枝した内側枝(浅枝)
　B：皮静脈
　C：SCIA 内側枝から分枝する浅下腹壁動脈(SIEA)
　D：深部脂肪層の表層リンパ節
　ASIS：上前腸骨棘

に温存される.

皮弁デザイン

SCIA flap の下縁は，皮弁の大きさに応じて，鼠径靱帯上または 1~2 cm 尾側に置く．皮弁の内側縁は，通常，皮弁の血管茎の長さに応じて大腿動脈上または内側に置き，皮弁の軸は，皮静脈と SCIA 浅枝の軸上とする．ASIS は通常の皮弁中央にある．いくつかのケースでは，浅下腹壁動脈(SIEA)および浅下腹壁静脈(SIEV)は，皮弁の内側縁に含めることができる(図 3).

皮弁挙上法

皮弁は，血管茎が走行しているすぐ下面で挙上し，一般的に，この面が浅筋膜の直上になる．皮弁の下側の境界に切開を行い，切開は，浅層脂肪下まで行う．2 つのスキンフックを切開部の尾側にかけ，二爪鉤を利き手でない方に持って，頭側へ皮膚と垂直に引く．この牽引によって浅筋膜を可視化することができる．皮弁は浅筋膜上で外側部からまず半分挙上する．皮静脈を同定し，必要な場合にはこの皮静脈を含めるようにするとよい．数 cm 切開すると内側枝を認める．血管茎を同定後，皮弁をデザインし直すことができる．残りの皮膚切開を行い，外側から内側へと挙上を進めて，血管茎が深層へ入るところで皮弁挙上を止める．次いで，皮静脈を皮弁下縁で伏在静脈に合流するところまで剝離する．皮静脈は，浅脂肪層の皮弁尾側を走行している．皮膚を牽引すると，追加の皮膚切開なしで皮静脈は内側下縁で皮弁境界から 3~5 cm ほど延長して採取することができる．頭側からの分枝は交通がある可能性があるので結紮しない．内側枝を血管の近位部に向かって挙上する．切開は，浅筋膜と脂肪深層に行うが，より長い血管茎が必要な場合は，深筋膜下まで剝離を行う．さらに長い血管茎を必要とする際には，深枝を逆行性に使用する目的で採取する場合もある．通常，深枝は結紮し，血管吻合には SCIA の共通管を用いる．拡張させれば SCIA の直径は 1~1.2 mm 近くになる.

SCIP flap と SCIA に関する問題：
あなたは SCIP flap ではなく，groin flap を挙上していませんか？

本稿でお気づきのように，「穿通」について言及していない．皮弁の名前は SCI"P"であるが，内側枝に基づく SCIP は実際には perforator flap ではない．通常，血管茎は，軸方向にちょうど SIEA flap と同じように axial に皮弁内を走行しているため，この皮弁は Medial SCIA flap と呼ぶことがよ

り適切であろう．内側にデザインする場合や深枝
による皮弁を挙上する場合は簡単に"穿通枝皮弁"
を挙上することができるが，内側枝（浅枝）によ
る皮弁では，より浅層で穿通枝を挙上する必要は
なく，通常内側枝（浅枝）では穿通枝を用いて挙上
は行うことは（理論上）できない．

深枝の命名に関しては，2004年の光嶋らの説明
とは異なり，一般には薄筋内を通過していない．
通常，薄筋の内側に深筋膜を穿通し，いくつかの
ケースでは，薄筋筋肉上を走行している．

結　論

我々の施設では，SCIA 内側枝（浅枝）に基づい
た SCIP flap は，四肢や体幹部など，様々な軟部
組織再建の80％以上で使用されている．それは解
剖学的に信頼できる血管茎があり，採取部合併症
率が低いからであり，また，筋肉内を走行する血
管茎の皮弁に比べて短時間で挙上できるからであ
る．この皮弁が，近い将来，ALT flap のような好
ましい皮弁になることを願っている．

参考文献

1) Koshima, I., et al.：Superficial circumflex iliac artery perforator flap for reconstruction of limb defects. Plast Reconstr Surg. **113**：233-240, 2004.
2) Choi, D. H., et al.：Thin superficial circumflex iliac artery perforator flap and supermicrosurgery technique for face reconstruction. J Craniofac Surg. **25**：2130-2133, 2014.
3) Goh, T. L., et al.：The search for the ideal thin skin flap：superficial circumflex iliac artery perforator flap—a review of 210 cases. Plast Reconstr Surg. **135**：592-601, 2015.
4) Suh, H. S., et al.：Study of the medial superficial perforator of the superficial circumflex iliac artery perforator flap using computed tomographic angiography and surgical anatomy in 142 patients. Plast Reconstr Surg. **139**：738-748, 2017.
5) Tashiro, K., et al.：Preoperative color Doppler ultrasound assessment of the lateral thoracic artery perforator flap and its branching pattern. J Plast Reconstr Aesthet Surg. **68**：e120-e125, 2015.

◆特集／穿通枝皮弁をあやつる！―SCIP flap を極める編―

コラム
レシピエントとしての浅腸骨回旋動脈（SCIA）の利用（切断指）

成島　三長[*]

　一般的に浅腸骨回旋動脈は皮弁の血管茎として使用されるが，鼠径部は隠れる部位でありレシピエントとしての可能性を秘めている．ここでは ectopic implantation のレシピエント血管として使用した症例を提示し，その可能性を示す[1]（図1）．

症例：37歳，男性

　仕事中に肉のミンチ機械に挟まれ，右手の全指をほぼ細断された[1]（図2-a）．小指のみ PIP より末梢組織のみが形態をとどめていた．しかし手はかなり挫滅がひどくそのまま再吻合することは難しいと判断．一時的に別のところに温存し，後日元の位置に戻す ectopic implantation 法を行うこととした．その際左鼠径部の SCIA および SCIV をレシピエント血管として使用することとした（図1-a）．SCIA の上前腸骨棘付近では血管径0.4mm，小指血管径は0.6 mm であった．また静脈も SCIV と吻合した（図1-b, c）．この際には IVaS 法を用いた[2]．術後経過は良好で吻合後3か月目に右手小指部に再移植を計画した（図1-d）．この際，SCIP flap（12×3 cm）/外側大腿皮神経4 cm をこの小指とともに SCIA の浅枝と深枝を含めて挙上．手掌動脈弓直上に吻合し，さらに示指の中節骨を血管付きで挙上しこれを土台の骨とした．後日植皮と，toe-to-thumb 移植を追加し，ピンチが行えるようになった（図2-b, c）．

　このように，指の温存にも SCIA は利用可能である．なお ALT に対しておよび DIEP に対しても行った経験がある[1)3)]．しかし DIEP は移植場所としては悪くないが，2回目の再移植時に DIEA を剥離挙上するのが非常に大変であった．また ALT に関しては，1回目手術時血管がやや外側方になるので手元が不安定で吻合がしにくい．また2回目の再移植の際には筋間を剥離しなければならず時間が少し長くなる点があった．他には対側の橈骨動脈に移植したり，足背に移植した報告がある[4)~7)]．SCIA は血管径がやや細いことを除けば理想的な部位と思われる．注意点としては，あまり鼠径内側に切断指を移植すると本人が大腿を屈曲した時に血管が引っ張られる可能性があることである．一番初めに報告した Godina も，実際の1例目は鼠径部に吻合したところ，この問題で失敗したとしている[7)]．多数指切断などで長時間手術となる場合などに，いったん術中に移植しておくことも1つの利用方法になると考える．なお2回目に戻す手術の時期は，移植直後2～3日以内かまたは半年以上あけてからが望ましい．なぜならその間の期間は瘢痕が強く吻合した血管周囲を剥離するのに非常に難渋するからである．また，もし可能であれば骨接合のために骨断端には何らかのスペーサーを挿入しておくことをお勧めする．

---

[*] Mitsunaga NARUSHIMA, 〒514-8507　津市江戸橋2丁目174　三重大学医学部形成外科，教授

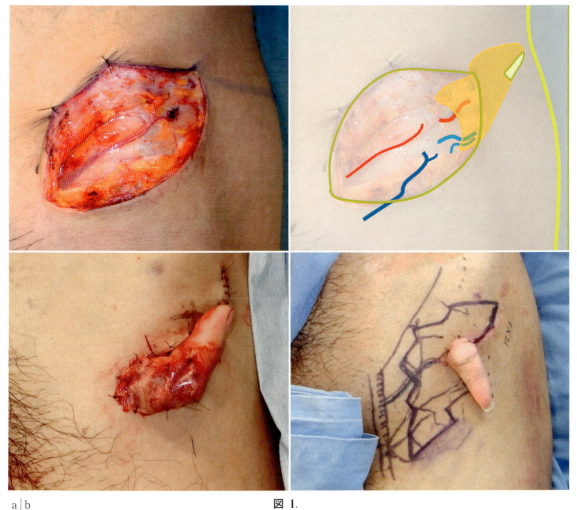

図 1.
a：左鼠径部の SCIA（浅枝）を剝離同定
b：Ectopic implantation のシェーマ．指動脈と SCIA/背側皮静脈と SCIV を図のように吻合
c：吻合直後
d：移植後 3 か月．図のように SCIP flap をデザインして小指と一緒に挙上．この際，外側大腿皮神経も深枝を栄養血管として挙上

（文献 1 より引用）

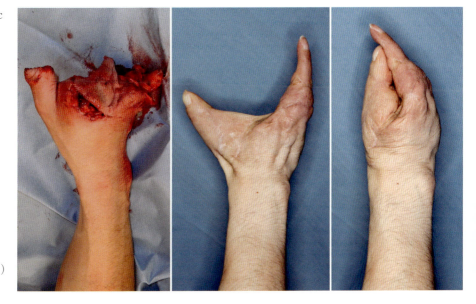

図 2.
a：受傷直後
b, c：術後 3 年
（文献 1 より一部引用）

参考文献

1) Narushima, M., et al.：Temporary ectopic implantation of a single finger using a perforator as a feeding vessel, and subsequent prefabricated chimeric flap transplantation. Eplasty. **23**(12)：e15, 2012.

2) Narushima, M., et al.：Intravascular stenting (IVaS) for safe and precise supermicrosurgery. Ann Plast Surg. **60**(1)：41-44, 2008.

3) Yoshida, S., et al.：Usefulness of ectopic implantation in multiple finger amputation injury. Clin Case Rep. **7**(3)：546-549, 2019.

4) Graf, P., et al.：Temporary ectopic implantation for salvage of amputated digits. Br J Plast Surg. **49**：174-177, 1996.

5) Li, J., et al.：Salvage of amputated thumbs by temporary ectopic implantation. Microsurgery. **28**：559-564, 2008.

6) Nazerani, S., Motamedi, M. H.：Ectopic single-finger transplantation, a novel technique for nonreplantable digits：assessment of 24 cases—presenting the"piggyback"method. Tech Hand Up Extrem Surg. **13**(2)：65-74, 2009.

7) Godina, M., et al.：Salvage of the mutilated upper extremity with temporary ectopic implantation of the undamaged part. Plast Reconstr Surg. **78**：295-299, 1986.

きず・きずあとを扱うすべての外科系医師に送る！

ケロイド・肥厚性瘢痕 診断・治療指針 2018

編集／瘢痕・ケロイド治療研究会

2018年7月発行　B5判　オールカラー　102頁　定価（本体価格3,800円＋税）

**難渋するケロイド・肥厚性瘢痕治療の道しるべ
瘢痕・ケロイド治療研究会の総力を挙げてまとめました！**

目 次

Ⅰ　診断アルゴリズム
1. ケロイド・肥厚性瘢痕の診断アルゴリズム
2. ケロイド・肥厚性瘢痕と外観が類似している良性腫瘍の鑑別診断
3. ケロイド・肥厚性瘢痕と外観が類似している悪性腫瘍の鑑別診断
4. ケロイド・肥厚性瘢痕の臨床診断
5. ケロイド・肥厚性瘢痕の病理診断
6. ケロイド・肥厚性瘢痕の画像診断

JSW Scar Scale（JSS）2015

Ⅱ　治療アルゴリズム
1. 一般施設での加療
2. 専門施設での加療

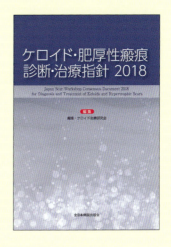

Ⅲ　治療法各論
1. 副腎皮質ホルモン剤（テープ）
2. 副腎皮質ホルモン剤（注射）
3. その他外用剤
4. 内服薬（トラニラスト，柴苓湯）
5. 安静・固定療法（テープ，ジェルシート）
6. 圧迫療法（包帯，サポーター，ガーメントなど）
7. 手術（単純縫合）
8. 手術（くり抜き法，部分切除術）
9. 手術（Z形成術）
10. 手術（植皮，皮弁）
11. 術後放射線治療
12. 放射線単独治療
13. レーザー治療
14. メイクアップ治療
15. 精神的ケア
16. その他
　　凍結療法／5-FU療法／ボツリヌス毒素療法／脂肪注入療法

Ⅳ　部位別治療指針
1. 耳介軟骨部
2. 耳介耳垂部
3. 下顎部
4. 前胸部（正中切開）
5. 前胸部（その他）
6. 上腕部
7. 肩甲部
8. 関節部（手・肘・膝・足）
9. 腹部（正中切開）
10. 腹部（その他）
11. 恥骨上部
12. その他

（株）全日本病院出版会

〒113-0033　東京都文京区本郷3-16-4
TEL：03-5689-5989　FAX：03-5689-8030
www.zenniti.com

ピン・ボード

第2回アジア太平洋瘢痕医学会
〔The 2nd Congress of The Asian Pacific Society for Scar Medicine : The 2nd APSSM〕
〈共同開催〉
第14回瘢痕・ケロイド治療研究会
〔The 14th Meeting of The Japan Scar Workshop : The 14th JSW〕

会　期：2019年11月2日（土）・3日（日）
会　場：秋葉原 UDX
　　　　〒101-0021　東京都千代田区外神田4-14-1
　　　　TEL：03-3254-8421
大会会長：
　　　　小川　令（日本医科大学　形成外科学教室）
第2回アジア太平洋瘢痕医学会会長：
　　　　Yixin Zhang（上海第九人民病院　形成外科）
　　　　小川　令（日本医科大学　形成外科学教室）
演題募集：2019年4月1日（月）12：00～6月20日（木）
　　　　　12：00
　●全ての演題はインターネットによるオンライン登録
　　にて受付いたします．
　●詳細は学会HPにてご確認ください．
　●使用言語
　　　The 2nd APSSM：抄録・発表・質疑応答とも英語
　　　The 14th JSW：抄録・発表・質疑応答とも日本語
　※なお，第14回瘢痕・ケロイド治療研究会の筆頭演者
　　は，研究会会員に限りますので，非会員の方は予め
　　入会手続きをしてください．
事前参加受付期間：
　Early Bird：2018年12月20日（木）12時～2019年6
　　　　　　　月20日（木）11時59分
　Regular：2019年6月20日（木）12時～2019年9月30
　　　　　　日（月）11時59分
　詳細は学会HPにてご確認ください．
URL：http://gakkai.co.jp/scar2019/ja/index.html
事務局：日本医科大学　形成外科学教室
　　　　担当：土肥輝之，赤石諭史
　　　　〒113-8603　東京都文京区千駄木1-1-5
　　　　TEL：03-5814-6208　FAX：03-5685-3076
運営事務局：株式会社学会サービス
　　　　〒150-0032　東京都渋谷区鴬谷町7-3-101
　　　　TEL：03-3496-6950　FAX：03-3496-2150
　　　　E-mail：scar2019@gakkai.co.jp

PEPARS 大好評増大号

形成外科領域雑誌 ペパーズ

ベーシック&アドバンス 皮弁テクニック

No. 135　18年3月増大号
オールカラー　160頁
定価（本体価格5,200円+税）

編集／長崎大学教授　田中克己

**第一線で活躍するエキスパートたちの皮弁術のコツを一挙公開！
明日から使えるTipsが盛りだくさんの1冊！**

■目　次■

- 局所皮弁の基礎と応用
- 遠隔皮弁の基礎と応用
- 顔面の局所皮弁
- 手・手指の皮弁
- 大胸筋皮弁の基本と応用
- 肩甲骨弁・肩甲骨皮弁
- 広背筋皮弁
- 腹直筋皮弁・下腹壁動脈穿通枝皮弁
- 鼠径皮弁と SCIP flap
- 腸骨弁・腸骨皮弁
- 会陰部の皮弁
- 大殿筋皮弁
- 大腿筋膜張筋皮弁
- 前外側大腿皮弁
- 膝周囲の皮弁
- 下腿の皮弁
- 腓骨弁・腓骨皮弁の挙上方法
- 足・足趾の皮弁

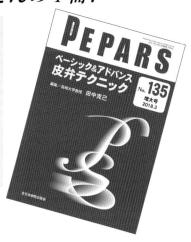

実践！よくわかる縫合の基本講座

No. 123　17年3月増大号
オールカラー　192頁
定価（本体価格5,200円+税）

編集／東京医科大学兼任教授　菅又　章

**形成外科の基本のキ。
"きれいな"縫合のコツをエキスパート講師陣が伝授！**

■目　次■

- 形成外科における縫合法の基本（総説）
- 形成外科における縫合材料
- 皮下縫合・真皮縫合の基本手技
- 頭部の縫合法
- 顔面外傷の縫合法
- 眼瞼手術における縫合法
- 頭頸部再建における縫合法
- 瘢痕・ケロイドの手術における切開・縫合法の工夫
- 乳房再建における縫合法
- 唇裂口蓋裂手術における縫合法
- 四肢外傷における縫合の要点
- 虚血肢救済手術における縫合法
- 美容外科における縫合法
- 植皮・皮弁術における縫合法
- 血管の縫合法
- 神経縫合の基礎とその実践法
- 腱の縫合法
- リンパ管の縫合法
- リンパ管静脈吻合とリンパ節移植における縫合術
- "抜糸のいらない"縫合材料

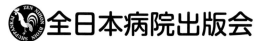

全日本病院出版会　〒113-0033　東京都文京区本郷3-16-4　Tel：03-5689-5989
www.zenniti.com　Fax：03-5689-8030

FAX による注文・住所変更届け

改定：2015 年 1 月

　毎度ご購読いただきましてありがとうございます.

　読者の皆様方に小社の本をより確実にお届けさせていただくために，FAX でのご注文・住所変更届けを受けつけております. この機会に是非ご利用ください.

◎ご利用方法

　FAX 専用注文書・住所変更届けは，そのまま切り離して FAX 用紙としてご利用ください. また，注文の場合手続き終了後，ご購入商品と郵便振替用紙を同封してお送りいたします. **代金が 5,000 円をこえる場合，代金引換便とさせて頂きます.** その他，申し込み・変更届けの方法は電話，郵便はがきも同様です.

◎代金引換について

　本の代金が 5,000 円をこえる場合，代金引換とさせて頂きます. 配達員が商品をお届けした際に，現金またはクレジットカード・デビットカードにて代金を配達員にお支払い下さい(本の代金＋消費税＋送料). (※年間定期購読と同時に 5,000 円をこえるご注文を頂いた場合は代金引換とはなりません. 郵便振替用紙を同封して発送いたします. 代金後払いという形になります. 送料は定期購読を含むご注文の場合は頂きません)

◎年間定期購読のお申し込みについて

　年間定期購読は，1 年分を前金で頂いておりますため，代金引換とはなりません. 郵便振替用紙を本と同封または別送いたします. 送料無料，また何月号からでもお申込み頂けます.

　毎年末，次年度定期購読のご案内をお送りいたしますので，定期購読更新のお手間が非常に少なく済みます.

◎住所変更届けについて

　年間購読をお申し込みされております方は，その期間中お届け先が変更します際，必ずご連絡下さいますようよろしくお願い致します.

◎取消，変更について

　取消，変更につきましては，お早めに FAX，お電話でお知らせ下さい.

　返品は，原則として受けつけておりませんが，返品の場合の郵送料はお客様負担とさせていただきます. その際は必ず小社へご連絡ください.

◎ご送本について

　ご送本につきましては，ご注文がありましてから約 1 週間前後とみていただきたいと思います. お急ぎの方は，ご注文の際にその旨をご記入ください. 至急送らせていただきます. 2～3 日でお手元に届くように手配いたします.

◎個人情報の利用目的

　お客様から収集させていただいた個人情報，ご注文情報は本サービスを提供する目的(本の発送，ご注文内容の確認，問い合わせに対しての回答等)以外には利用することはございません.

　その他，ご不明な点は小社までご連絡ください.

株式会社 **全日本病院出版会**　〒113-0033 東京都文京区本郷 3-16-4-7 F
電話 03(5689)5989　FAX03(5689)8030　郵便振替口座 00160-9-58753

FAX 専用注文書
形成・皮膚 1906

　　　年　　　月　　　日

○印	PEPARS	定価(消費税8%)	冊数
	2019 年__月～12 月定期購読(送料弊社負担)		
	PEPARS No. 147 美容医療の安全管理とトラブルシューティング 増大号 新刊	5,616 円	
	PEPARS No. 135 ベーシック＆アドバンス 皮弁テクニック 増大号	5,616 円	
	バックナンバー(号数と冊数をご記入ください) No.		

○印	Monthly Book Derma.	定価(消費税8%)	冊数
	2019 年__月～12 月定期購読(送料弊社負担)		
	MB Derma. No. 281 これで鑑別は OK！ダーモスコピー診断アトラス 増刊号 新刊	6,048 円	
	MB Derma. No. 275 外来でてこずる皮膚疾患の治療の極意 増大号	5,184 円	
	MB Derma. No. 268 これが皮膚科診療スペシャリストの目線！診断・検査マニュアル 増刊号	6,048 円	
	バックナンバー(号数と冊数をご記入ください) No.		

○印	瘢痕・ケロイド治療ジャーナル		
	バックナンバー(号数と冊数をご記入ください) No.		

○印	書籍	定価(消費税8%)	冊数
	グラフィック リンパ浮腫診断―医療・看護の現場で役立つケーススタディー 新刊	7,344 円	
	整形外科雑誌 Monthly Book Orthopaedics 創刊 30 周年記念書籍 アトラス骨折治療の基本手技マニュアル 新刊	16,200 円	
	足育学　外来でみるフットケア・フットヘルスウェア 新刊	7,560 円	
	眼科雑誌 Monthly Book OCULISTA 創刊 5 周年記念書籍 すぐに役立つ眼科日常診療のポイント―私はこうしている―	10,260 円	
	ケロイド・肥厚性瘢痕 診断・治療指針 2018	4,104 円	
	実践アトラス 美容外科注入治療　改訂第 2 版	9,720 円	
	ここからスタート！眼形成手術の基本手技	8,100 円	
	Non-Surgical 美容医療超実践講座	15,120 円	
	カラーアトラス 爪の診療実践ガイド	7,776 円	
	皮膚科雑誌 Monthly Book Derma. 創刊 20 年記念書籍 そこが知りたい 達人が伝授する日常皮膚診療の極意と裏ワザ	12,960 円	
	創傷治癒コンセンサスドキュメント―手術手技から周術期管理まで―	4,320 円	

○	書 名	定価	冊数	○	書 名	定価	冊数
	イラストからすぐに選ぶ 漢方エキス製剤処方ガイド	5,940 円			化粧医学―リハビリメイクの心理と実践―	4,860 円	
	複合性局所疼痛症候群(CRPS)をもっと知ろう	4,860 円			カラーアトラス 乳房外 Paget 病―その素顔―	9,720 円	
	スキルアップ！ニキビ治療実践マニュアル	5,616 円			超アトラス眼瞼手術	10,584 円	
	見落とさない！見間違えない！この皮膚病変	6,480 円			イチからはじめる 美容医療機器の理論と実践	6,480 円	
	図説 実践手の外科治療	8,640 円			アトラスきずのきれいな治し方 改訂第二版	5,400 円	
	使える皮弁術　上巻	12,960 円			使える皮弁術　下巻	12,960 円	
	匠に学ぶ皮膚科外用療法	7,020 円			腋臭症・多汗症治療実践マニュアル	5,832 円	

お名前　フリガナ　　　　　　　　　　　　　　　　　　　　㊞　　　診療科

ご送付先　〒　　　－　　　　　　　□自宅　　□お勤め先

電話番号　　　　　　　　　　　　　　　　　　　　　□自宅　□お勤め先

バックナンバー・書籍合計
5,000 円以上のご注文
は代金引換発送になります

―お問い合わせ先―
㈱全日本病院出版会営業部
電話 03(5689)5989　　FAX 03(5689)8030

全日本病院出版会行

FAX 03-5689-8030

年　　月　　日

住 所 変 更 届 け

お 名 前	フリガナ	
お客様番号		毎回お送りしています封筒のお名前の右上に印字されております8ケタの番号をご記入下さい。
新お届け先	〒　　　　　　　都　道 　　　　　　　　府　県	
新電話番号	（　　　　　　）	
変更日付	年　　月　　日より	月号より
旧お届け先	〒	

※ 年間購読を注文されております雑誌・書籍名に✓を付けて下さい。

- ☐ Monthly Book Orthopaedics （月刊誌）
- ☐ Monthly Book Derma. （月刊誌）
- ☐ 整形外科最小侵襲手術ジャーナル （季刊誌）
- ☐ Monthly Book Medical Rehabilitation （月刊誌）
- ☐ Monthly Book ENTONI （月刊誌）
- ☐ PEPARS （月刊誌）
- ☐ Monthly Book OCULISTA （月刊誌）

FAX 03-5689-8030

全日本病院出版会行

好評書籍

複合性局所疼痛症候群（CRPS）をもっと知ろう
―病態・診断・治療から後遺障害診断まで―

編集　堀内行雄（川崎市病院事業管理者）

日常診療で鑑別に頭を悩ませたことはありませんか？

治療に難渋する「痛み」を伴うCRPSの"今"をわかりやすくまとめました．診断や治療にとどまらず、後遺障害診断や類似疾患まで網羅！早期診断・早期治療のための必読書です！！

オールカラー　B5判　130頁　定価（本体価格　4,500円＋税）

<目次>
Ⅰ．病　態
　CRPS：疾患概念の変遷と最新の研究動向
Ⅱ．診　断
　CRPS診断の実際―判定指標と診療方針の概論―
　CRPSの画像診断―BMD計測およびMRSによる診断―
Ⅲ．治　療
　早期CRPSの考え方とその対策―超早期ステロイド療法の実際を含めて―
　CRPS様症状を訴える患者への精神科的アプローチ―鑑別診断も含めて―
　CRPSの薬物療法―病状，病期による薬物の選択―
　CRPSに対する漢方治療の実際
　CRPSのペインクリニックにおける治療―早期治療と慢性疼痛対策―
　温冷交代浴の理論と実際
　CRPSに対するリハビリテーションの実際
　CRPS typeⅡの手術療法
　CRPSに対する手術治療―病態別治療と生体内再生治療―
Ⅳ．後遺障害
　CRPSの後遺障害診断―留意点とアドバイス―
Ⅴ．関連・類似疾患
　採血による末梢神経損傷とCRPS
　ジストニアの診断と治療
　線維筋痛症（機能性疼痛・中枢機能障害性疼痛）の診断と治療，診断書記載

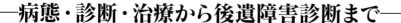

 全日本病院出版会　〒113-0033　東京都文京区本郷 3-16-4　Tel:03-5689-5989
www.zenniti.com　　　　　　　　　　　　　　　　　　　Fax:03-5689-8030

PEPARS

2007 年
No. 14　縫合の基本手技　増大号
　　　　編集／山本有平

2011 年
No. 51　眼瞼の退行性疾患に対する眼形成外科手術　増大号
　　　　編集／村上正洋・矢部比呂夫

2012 年
No. 62　外来で役立つ にきび治療マニュアル
　　　　編集／山下理絵

2013 年
No. 75　ここが知りたい！顔面の Rejuvenation
　　　　―患者さんからの希望を中心に―　増大号
　　　　編集／新橋　武
No. 82　創傷治療マニュアル
　　　　編集／松崎恭一

2014 年
No. 86　爪―おさえておきたい治療のコツ―
　　　　編集／黒川正人
No. 87　眼瞼の美容外科 手術手技アトラス　増大号
　　　　編集／野平久仁彦
No. 89　口唇裂初回手術
　　　　―最近の術式とその中期的結果―
　　　　編集／杠　俊介
No. 91　イチから始める手外科基本手技
　　　　編集／高見昌司
No. 92　顔面神経麻痺の治療 update
　　　　編集／田中一郎
No. 95　有茎穿通枝皮弁による四肢の再建
　　　　編集／光嶋　勲
No. 96　口蓋裂の初回手術マニュアル
　　　　―コツと工夫―
　　　　編集／土佐泰祥

2015 年
No. 97　陰圧閉鎖療法の理論と実際
　　　　編集／清川兼輔
No. 98　臨床に役立つ 毛髪治療 update
　　　　編集／武田　啓
No. 99　美容外科・抗加齢医療
　　　　―基本から最先端まで―　増大号
　　　　編集／百束比古
No. 100　皮膚外科のための
　　　　皮膚軟部腫瘍診断の基礎　臨時増大号
　　　　編集／林　礼人

2016 年
No. 101　大腿部から採取できる皮弁による再建
　　　　編集／大西　清
No. 103　手足の先天異常はこう治療する
　　　　編集／福本恵三
No. 104　これを読めばすべてがわかる！骨移植
　　　　編集／上田晃一
No. 105　鼻の美容外科
　　　　編集／菅原康志
No. 106　thin flap の整容的再建
　　　　編集／村上隆一
No. 107　切断指再接着術マニュアル
　　　　編集／長谷川健二郎
No. 108　外科系における PC 活用術
　　　　編集／秋元正宇

2016 年
No. 109　他科に学ぶ形成外科に必要な知識
　　　　―頭部・顔面編―
　　　　編集／吉本信也
No. 110　シミ・肝斑治療マニュアル
　　　　編集／山下理絵
No. 111　形成外科領域におけるレーザー・光・
　　　　高周波治療　増大号
　　　　編集／河野太郎
No. 112　顔面骨骨折の治療戦略
　　　　編集／久徳茂雄
No. 113　イチから学ぶ！頭頸部再建の基本
　　　　編集／橋川和信
No. 114　手・上肢の組織損傷・欠損 治療マニュアル
　　　　編集／松村　一
No. 115　ティッシュ・エキスパンダー法 私の工夫
　　　　編集／梶川明義
No. 116　ボツリヌストキシンによる美容治療 実
　　　　践講座
　　　　編集／新橋　武
No. 117　ケロイド・肥厚性瘢痕の治療
　　　　―我が施設(私)のこだわり―
　　　　編集／林　利彦
No. 118　再建外科で初心者がマスターすべき
　　　　10 皮弁
　　　　編集／関堂　充
No. 119　慢性皮膚潰瘍の治療
　　　　編集／館　正弘
No. 120　イチから見直す植皮術
　　　　編集／安田　浩

2017 年
No. 121　他科に学ぶ形成外科に必要な知識
　　　　―四肢・軟部組織編―
　　　　編集／佐野和史

■バックナンバー一覧

No. 122	診断に差がつく皮膚腫瘍アトラス
	編集/清澤智晴
No. 123	実践！よくわかる縫合の基本講座　**増大号**
	編集/菅又　章
No. 124	フェイスリフト　手術手技アトラス
	編集/倉片　優
No. 125	ブレスト・サージャリー　実践マニュアル
	編集/岩平佳子
No. 126	Advanced Wound Care の最前線
	編集/市岡　滋
No. 127	How to 局所麻酔＆伝達麻酔
	編集/岡崎　睦
No. 128	Step up!マイクロサージャリー
	―血管・リンパ管吻合，神経縫合応用編―
	編集/稲川喜一
No. 129	感染症をもっと知ろう！
	―外科系医師のために―
	編集/小川　令
No. 130	実践リンパ浮腫の治療戦略
	編集/古川洋志
No. 131	成長に寄り添う私の唇裂手術
	編集/大久保文雄
No. 132	形成外科医のための皮膚病理講座にようこそ
	編集/深水秀一

2018 年

No. 133	頭蓋顎顔面外科の感染症対策
	編集/宮脇剛司
No. 134	四肢外傷対応マニュアル
	編集/竹内正樹
No. 135	ベーシック＆アドバンス
	皮弁テクニック　**増大号**
	編集/田中克己
No. 136	機能に配慮した頭頸部再建
	編集/櫻庭　実
No. 137	外陰部の形成外科
	編集/橋本一郎
No. 138	"安心・安全"な脂肪吸引・脂肪注入マニュアル
	編集/吉村浩太郎
No. 139	義眼床再建マニュアル
	編集/元村尚嗣
No. 140	下肢潰瘍・下肢静脈瘤へのアプローチ
	編集/大浦紀彦

No. 141	戦略としての四肢切断術
	編集/上田和毅
No. 142	STEP UP! Local flap
	編集/中岡啓喜
No. 143	顔面神経麻痺治療のコツ
	編集/松田　健
No. 144	外用薬マニュアル
	―形成外科ではこう使え！―
	編集/安田　浩

2019 年

No. 145	患児・家族に寄り添う血管腫・脈管奇形の医療
	編集/杠　俊介
No. 146	爪・たこ・うおのめの診療
	編集/菊池　守
No. 147	美容医療の安全管理と
	トラブルシューティング　**増大号**
	編集/大慈弥裕之
No. 148	スレッドリフト　私はこうしている
	編集/征矢野進一
No. 149	手・指・爪の腫瘍の診断と治療戦略
	編集/島田賢一

各号定価 3,000 円＋税．ただし，増大号：No. 14, 51, 75, 87, 99, 100, 111 は定価 5,000 円＋税．No. 123, 135, 147 は 5,200 円＋税．
在庫僅少品もございます．品切の際はご容赦ください．
（2019 年 5 月現在）
本頁に掲載されていないバックナンバーにつきましては，弊社ホームページ(http://www.zenniti.com)をご覧下さい．

click

| 全日本病院出版会 | 検索 |

全日本病院出版会　公式 twitter !!

弊社の書籍・雑誌の新刊情報，または好評書のご案内を中心に，タイムリーな情報を発信いたします．
全日本病院出版会公式アカウント(@zenniti_info)を是非ご覧下さい!!

2019 年　年間購読　受付中！
年間購読料　41,436 円(税込)(送料弊社負担)
(1 月号〜9 月号は消費税 8%，10 月号〜12 月号は消費税 10%)
(通常号 11 冊，増大号 1 冊：合計 12 冊)

次号予告

毛の美容外科

No. 151（2019 年 7 月号）

編集／北里大学教授　　　　　　　武田　啓

男性型脱毛症：内科的治療………齊藤　典充ほか
Androgenetic alopecia：
　Surgical Treatment……Young Geun, Ryu
男性型脱毛症：
　その他の治療，LED，かつら…乾　　重樹
女性の脱毛症………………………植木　理恵
眉毛とひげの美容外科……………今川賢一郎
睫毛の美容外科……………………山下　理絵
医療アートメイク…………………大木　健作
毛包の再生医療……………………佐藤　明男
蓄熱式脱毛レーザーでの軟毛，疎毛化を
　利用した美容への応用…………有川　公三
絶縁針脱毛（絶縁針電気凝固脱毛）
　…………………………………石川　修一

編集顧問：栗原邦弘　中島龍夫 　　　　　　百束比古　光嶋　勲 **編集主幹**：上田晃一　大阪医科大学教授 　　　　　　大慈弥裕之　福岡大学教授 　　　　　　小川　令　日本医科大学教授	**No. 150　編集企画**： 　成島三長　三重大学教授

PEPARS　No. 150

2019 年 6 月 10 日発行（毎月 1 回 10 日発行）
定価は表紙に表示してあります.
Printed in Japan

ⓒ ZEN・NIHONBYOIN・SHUPPANKAI, 2019

発行者　　末　定　広　光
発行所　　株式会社　全日本病院出版会
〒 113-0033　東京都文京区本郷 3 丁目 16 番 4 号
　　　電話（03）5689-5989　Fax（03）5689-8030
　　　郵便振替口座 00160-9-58753

印刷・製本　三報社印刷株式会社　　　電話（03）3637-0005
広告取扱店　㈱日本医学広告社　　　　電話（03）5226-2791

・本誌に掲載する著作物の複製権・翻訳権・上映権・譲渡権・公衆送信権（送信可能化権を含む）は株式会社
全日本病院出版会が保有します.
・**JCOPY** ＜（社）出版者著作権管理機構　委託出版物＞
本誌の無断複写は著作権法上での例外を除き禁じられています. 複写される場合は，そのつど事前に，（社）出
版者著作権管理機構（電話 03-5244-5088，FAX 03-5244-5089，e-mail: info@jcopy.or.jp）の許諾を得てくだ
さい.
・本誌をスキャン，デジタルデータ化することは複製に当たり，著作権法上の例外を除き違法です. 代行業者等
の第三者に依頼して同行為をすることも認められておりません.